Silvia Regelein

Herr Zahn lernt lesen und schreiben

Alphabetisierungskurs

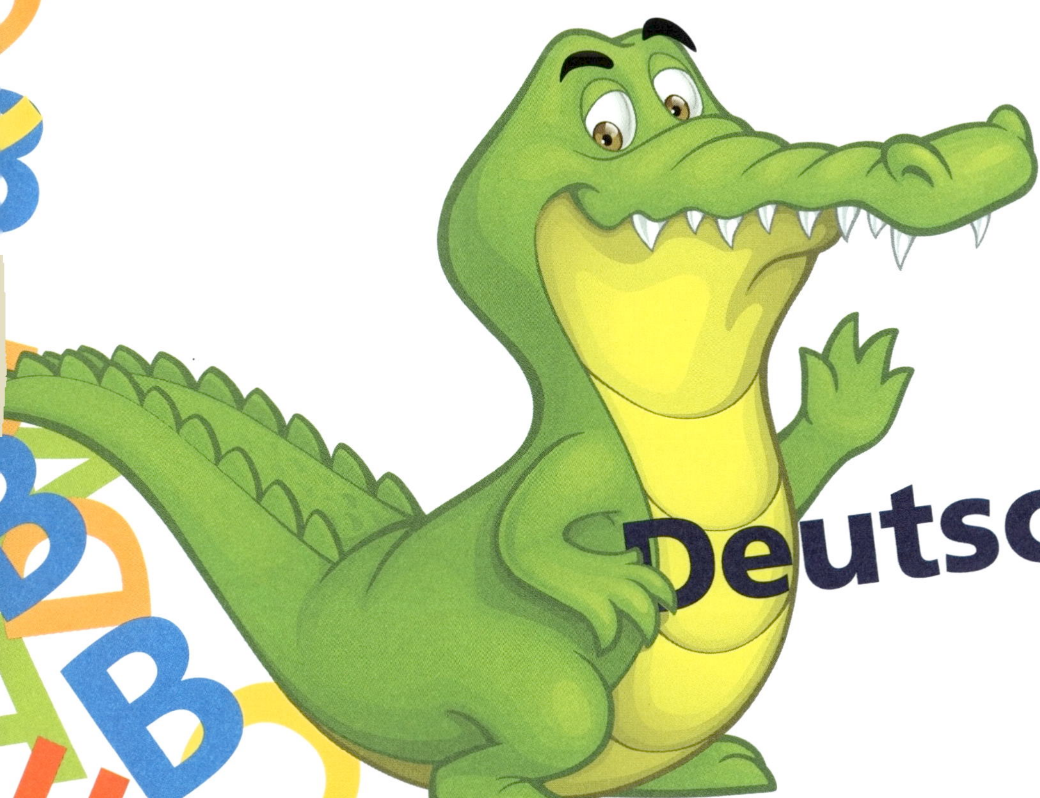

Deutsch

compact

Das könnte Sie auch interessieren:

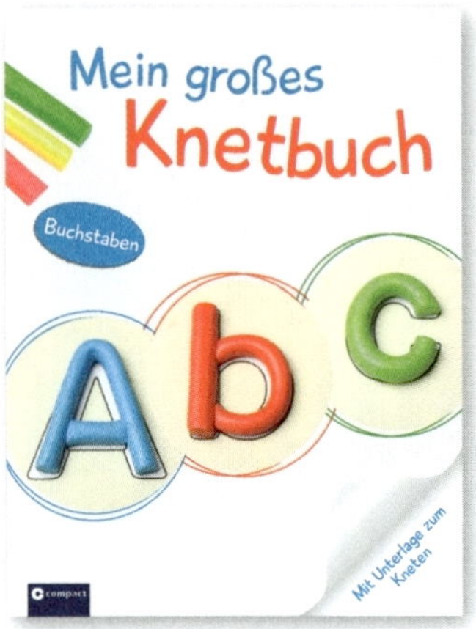

978-3-8174-1794-0

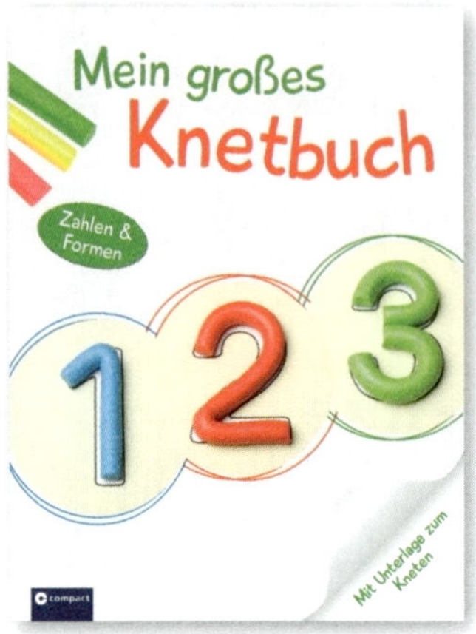

978-3-8174-1795-7

Baierbrunner Straße 27, 81379 München
Ausgabe 2018

Text: Silvia Regelein
Illustration: Claudia Bichler, Anja Imke, Gerlinde Keller
Redaktion: Jenny Bux
Produktion: Ute Hausleiter
Titelabbildung: shutterstock.com/HiSunnySky (Krokodil)
Gestaltung: Grafikdesign Storch, Ulrike Vohla, Rosenheim
Umschlaggestaltung: red.sign GbR, Stuttgart

ISBN 978-3-8174-1841-1
381741841/1

www.compactverlag.de

Inhalt

Wörterliste (Anlautbilder sind unterstrichen)

- acht
- Affe
- alle
- alt
- am
- Ampel
- an
- **Ananas**
- anfangen
- **Äpfel**
- Arm
- Ärztin
- Auge
- **Auto**

- Baby
- baden
- Ball
- Baum
- Bein
- Bett
- bin
- blau
- Blume
- Boxer
- brauchen
- **Buch**
- **Bus**

- Café
- CD
- Cent
- clever
- Clown
- **Computer**

- Daumen
- das
- der
- Delfin
- dich
- die
- Dieb
- **Dino**
- Drachen
- drei
- du
- Dusche

- **Ei**
- Eichel
- Eimer
- ein/e
- Eis
- Elefant
- elf
- **Ente**
- Erde
- es
- Esel
- **Euro**

- fahren
- **Fahrrad**
- fallen
- Farbe
- Fenster
- fernsehen
- Feuer
- Finger
- Fisch
- Flasche
- Flugzeug
- Frau
- Freund
- Frosch
- Fuchs
- fünf
- **Fuß**

- **Gabel**
- gehen
- gelb
- Geld
- gern
- Gras
- groß

- **Hand**
- Handy
- Hase
- hat
- Haus
- heiß
- Hemd
- Herz
- Hexe
- hier
- Holz
- Honig
- hören
- Hose
- Hund

- ich
- im
- **Inliner**
- Insel
- ist

- Jacke
- jeder
- Joghurt
- **Jojo**
- Junge

- Käfer
- Kakao
- Kamel
- Kamm
- kann
- Kasse
- Keks
- Kerze
- Ketchup
- Kette
- Kind
- Kiosk
- Klee
- Kleid
- Knopf
- Koch
- kochen
- Koffer
- Kopf
- kosten
- Krokodil
- Kugel
- **Kuh**

- lachen
- Laster
- Lehrer
- Leiter
- lernen
- lesen
- Licht
- lila
- Limo
- Lineal
- Löffel
- **Lolli**
- los

- machen
- mag
- malen
- **Mama**
- Mann
- Mantel
- Maus
- mein
- Melone
- Messer
- mit
- Mond
- Mund
- Musik
- Mutter

- Nacht
- **Nase**
- Nest
- nett
- Netz
- neun
- neunzehn
- neunzig
- nimmt
- Nixe
- Nuss

- **Ohr**
- Ofen
- **Öl**
- Oma
- Opa

- Paket
- **Palme**
- Papa
- Paprika
- Perle
- **Pfanne**
- Pfeffer
- Pferd
- Pfirsich
- Pflaume
- Polizei
- Pony
- Pulli
- Puzzle

- Quadrat
- **Qualle**
- Quark
- quasseln
- Quatsch
- Quiz

- Radio
- raten
- Rätsel
- rechnen
- Regal
- Regen
- Reis
- reiten
- rennen
- **Rose**
- rot

- Salat
- Salz
- Schaf
- Schatz
- **Schere**
- Schiff
- Schild
- schlafen
- Schlange
- Schlüssel
- Schnee
- schneiden
- schreiben
- Schule
- Schüler
- Schwamm
- schwimmen
- sechs
- Seife
- Seil
- Sieb
- **Sonne**
- Spaß
- Spiel
- spielen
- **Spinne**
- spinnen
- Spitzer
- spitzen
- sprechen
- Spüle
- spülen
- Stein
- Stern
- Stiefel
- **Stift**
- streiten
- Strich
- stopp
- süß

- Tafel
- Tasse
- Taucher
- Taxi
- Tee
- Teich
- Telefon
- Tiger
- Tisch
- Tomate
- Topf
- **Tor**
- Torte
- tragen
- Traktor
- Tropfen
- Tube
- **Tür**
- Turm

- Übergang
- **Uhr**
- und

- Vase
- Vater
- Verkehrs-zeichen
- verstecken
- vier
- **Vogel**

- Waage
- was
- Wasser
- Wecker
- weinen
- weiß
- winken
- wo
- **Wolke**

- **Xylofon**

- **Yoga**
- Ypsilon

- Zahn
- Zahnbürste
- Zaun
- Zebra
- **Zelt**
- Zitrone
- Zopf
- Zug
- Zweig
- zwei

Hinweise zum Einsatz des Lehrgangs

Dieser einfache **Buchstabenlehrgang** richtet sich primär an **Seiteneinsteiger,** also an Kinder von sieben bis zehn Jahren **ohne Deutsch- und Schriftkenntnisse,** die aufgrund ihres Alters nicht in die 1. Klasse eingeschult werden können.

Ziel des Lehrgangs

Parallel zum Erwerb von ersten Deutschkenntnissen sollen die Kinder schnell und systematisch eine elementare Schriftsprache lesen und schreiben lernen. Lehrkräfte können den Lehrgang in einer Willkommens- oder Übergangsklasse einsetzen, aber auch in Förderstunden oder zur Differenzierung in einer Regelklasse. Auch im außerschulischen Bereich ist der Lehrgang für Kursleiter und Lernhelfer eine schnell und ohne Vorbereitung einsetzbare Hilfe.

Mit der Alphabetisierung erwerben die Kinder zugleich einen ersten Grundwortschatz von rund 280 im Bild dargestellten Wörtern.

Der Basiskurs ist auf die besonderen Lernvoraussetzungen von Kindern mit Migrationshintergrund abgestimmt:

- Die Kinder haben keinerlei oder nur geringfügige und unterschiedliche Sprachkenntnisse. Deshalb unterstützen Piktogramme und Bilder die Alphabetisierung. Zusätzlich kann **die Bedeutung eines jeden Worts** folgendermaßen vermittelt werden:
    - Nomen, Adjektiv: Zeigen des realen Gegenstands oder Bilds (z. B. Inliner, groß-klein)
    - Verb: Ausführen, pantomimische Darstellung der Tätigkeit (z. B. malen)
    - Funktionswörter: mehrmalige Verwendung in einem kurzen Satz und entsprechende Darstellung, z. B.: Ich mache das Licht an/aus.
- Ein Kind mit deutscher Erstsprache hat bei Schuleintritt einen aktiven Wortschatz von mehr als 5000 Wörtern und versteht etwa doppelt so viele Wörter passiv. Aufgrund seines **„Sprachgefühls“,** also seines impliziten Wissens über Regeln, kann es sich weitere Wörter selbstständig erschließen. Kinder ohne Deutschkenntnisse dagegen können dies nicht.

  Aus diesem Grund sollte z. B. zu jedem Nomen der Artikel gleich mitgelernt und auf **Verwechslungskonflikte,** wie z. B.: Was stimmt? Heißt es „der“ oder „die“ Ball?, verzichtet werden.
- Die Kinder verfügen nicht über **Arbeitstechniken,** die deutsche Kinder im Kindergarten erlernt haben. Folglich sollte jede Arbeitstechnik, z. B. anmalen, einkreisen, verbinden, an der Tafel eingeführt werden.

Aufbau des Lehrgangs

Ausländische Kinder können sich mithilfe von Anlaut-Bildkarten die Buchstaben nicht selbstständig erschließen. Meist kennen sie das zugehörige Wort nicht, oft beginnt in ihrer Erstsprache das Wort mit einem anderen Laut. Dieser Basiskurs verwendet deshalb Wörter, die im Deutschen und Arabischen denselben Anlaut haben, z. B.: Ananas – ananas, Dinosaurier – dinasur, Jojo – juju. Allerdings findet sich für einige Laute keine Entsprechung. Anfangs dienen deshalb Kindernamen als Erinnerungsstütze, dann häufig verwendete Wörter des Grundwortschatzes, die die Kinder ohnehin lernen müssen.

Auch die Methode „Schreiben durch Lesen“ ist nicht durchführbar. Deshalb wird ein Methoden integrierendes Verfahren angewendet, bei dem analytische, synthetische und ganzheitliche Lernprozesse ineinandergreifen. Das ganzheitliche Einprägen einzelner Wörter (ich, bin, und, der, die, das) ermöglicht es, nicht nur einzelne Wörter zu erlesen, sondern bald auch kurze, sinnvolle Einheiten. Bis auf diese wenigen Wörter werden nur erlesbare Wörter aus den eingeführten Buchstaben angeboten. Da die Lektionen aufeinander aufbauen, empfiehlt es sich die vorgegebene Reihenfolge einzuhalten.

Die **Reihenfolge beim Einführen der Buchstaben** wird bestimmt durch gut zu hörende Laute, durch die leichte Schreibbarkeit und durch die Häufigkeit. In der **Randspalte** werden die bereits erlernten Buchstaben jeweils farbig markiert: So erfahren die Kinder sichtbar ihren Lernzuwachs. Der Lehrgang beginnt mit leicht schreibbaren Buchstaben wie I, L, O ... Der markierte Anfangspunkt und die kleinen Richtungspfeile tragen zum Einüben eines günstigen und zügigen Bewegungsablaufes bei. Das Stiftsymbol am Zeilenbeginn fordert zum Schreiben auf und zeigt zugleich die Arbeitsrichtung von links nach rechts (im Gegensatz z. B. zum Arabischen).

Dieser Basiskurs bietet als **Differenzierung** an:

- Kinder ohne jegliche „Stifterfahrungen“ lernen zunächst nur die Großbuchstaben. Mit zunehmender Schreibsicherheit können die Kinder die Kleinbuchstaben zu den bekannten Großbuchstaben erlernen und wiederholen dabei die Buchstaben-Laut-Zuordnung.
- Mit Schrift (in der Erstsprache) vertraute Kinder können Groß- und Kleinbuchstaben gleichzeitig erlernen.

So ermöglicht der Basiskurs auch in einer heterogenen Lerngruppe ein gemeinsames Arbeiten auf unterschiedlichem Niveau. Zugleich schafft er ein Fundament für effektives Weiterlernen.

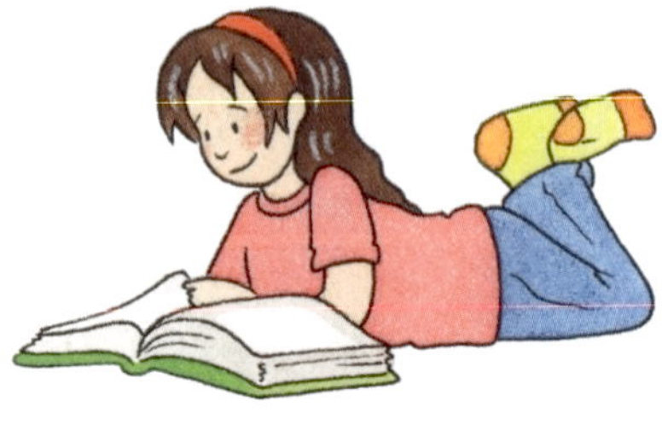

Arbeitsanweisungen

Jede Seite des Buchstabenlehrgangs bzw. der ergänzenden Übungen hat eine klare Struktur und ist gleich aufgebaut, damit sich die Kinder schnell zurechtfinden und voll auf den Inhalt konzentrieren können.

Die einfachen Aufgabestellungen sind intuitiv zu erfassen, farblich unterschieden und in Piktogrammform dargestellt. Zu Beginn des Lehrgangs soll den Lernenden ein Bild oder der Gegenstand an sich gezeigt sowie das entsprechende Wort mehrmals langsam und deutlich vorgesprochen werden. Darauf zeigen die Kinder auf das Bild im Kursbuch und sprechen das Wort nach.

In einem nächsten Schritt werden die Buchstaben von der Lehrkraft zunächst mehrmals groß an die Tafel geschrieben und der Anlaut entsprechend vorgesprochen. Darauf schreiben die Kinder die Buchstaben auf dem Arbeitsblatt mehrmals mit dem Finger nach, dann spuren sie die Buchstaben mit verschiedenen Farbstiften nach. **Groß- und Kleinbuchstabe** als zwei Zeichen für denselben Laut können die Kinder verwirren. Eine mögliche Hilfestellung: Beim Nachspuren verwenden die Kinder nicht verschiedene Farben, sondern beispielsweise nur einen hellgrünen und dunkelgrünen Stift. In einem weiteren Schritt schreiben sie die Buchstaben selbstständig und sprechen leise mit. Die wiederholte Vorgabe erinnert dabei an die richtige Form. Zur Vertiefung können die Buchstaben noch mal gesondert in einem Schreibheft geübt werden.

Ab S. 28 werden zu den Nomen die Artikel angegeben. Als Merkhilfe kann die farbliche Markierung in Blau, Rot, Grün durch die Lernenden dienen.

Zu jedem Buchstaben gibt es eine wiederholende Übungsseite. Neue Wörter mit dem Lernbuchstaben sollen die Kinder nur nachsprechen, nicht lesen. Die Bilder vermitteln die Wortbedeutung. Mithilfe der Übungen erkennen die Kinder die unterschiedliche Stellung des Lautes bzw. Buchstabens und finden den Lernbuchstaben unter anderen Buchstaben wieder. Die Positionsangaben „Wortanfang“, „im Wort“, „Wortende“ werden visualisiert, damit die Kinder die Begriffe verstehen und sich einprägen. Weiterführend sollen die Kinder bisher erlernte Buchstaben zu Silben zusammenlesen und die Silben in (fremden) Wörtern erkennen. Abschließend schreiben die Kinder erste kurze Sätze mit den erlernten Wörtern.

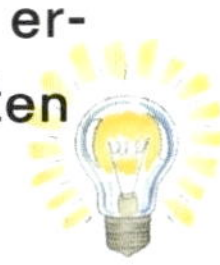

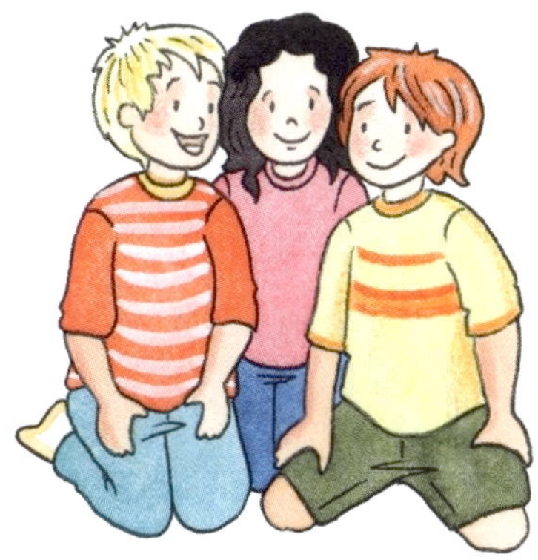

Abc ...

Kreise ein. ▸ Verbinde mit verschiedenen Farben.

Was ist gleich?

R P

Z A J F T C F P

D O K

O T V A

Y J G I V

B R X S G K

C

E E S

H M I L N

Q W

U U

D Y X M

B

Z H

Q L N

W

Welche Buchstaben kennst du schon?
Male diese Kreise farbig an.

Buchstaben-lehrgang

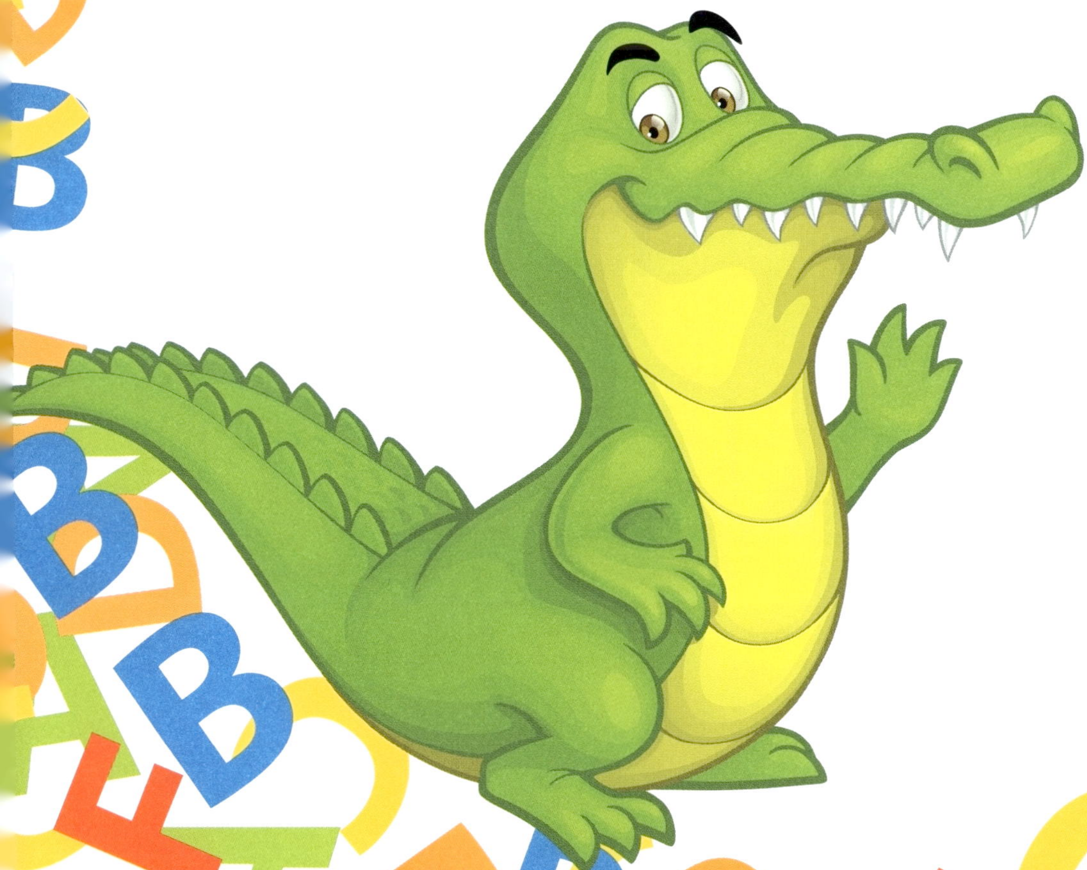

Hör zu. Zeige. Sprich nach. Schreibe.

IN · LI · NER

I · NA

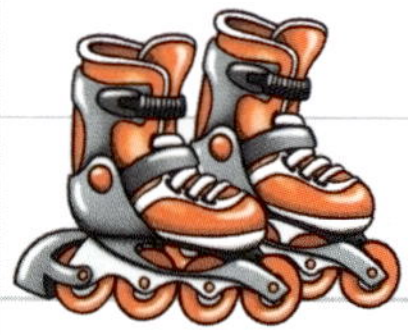

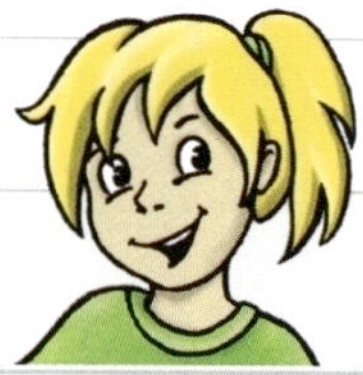

Hör zu. Zeige. Sprich nach. Schreibe.

I i

In • li • ner

A • li

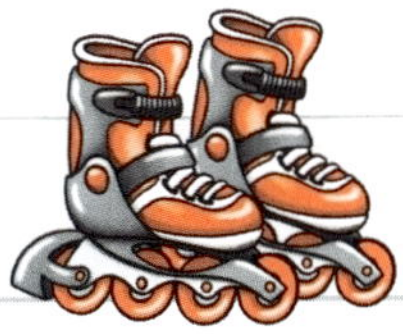

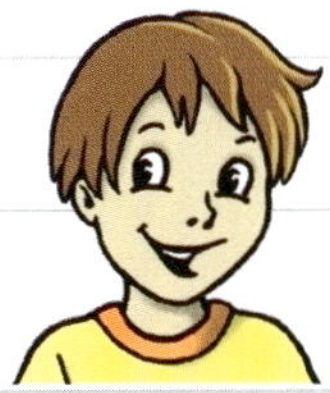

I i I i I i I i

i i i

I i I i I i

Hör zu. Zeige. Sprich nach. Schreibe.

LO•LLI LI•LI

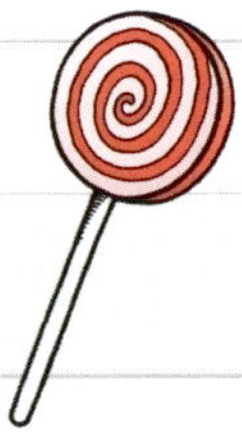 L L L L L 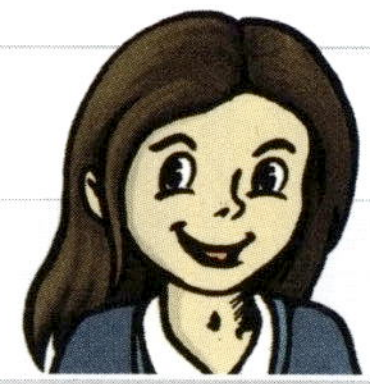

L L L L L L L L

L L L L L L L L

LL LL LL

LILI LILI

Hör zu. Zeige. Sprich nach. Schreibe.

L l

Lo • lli

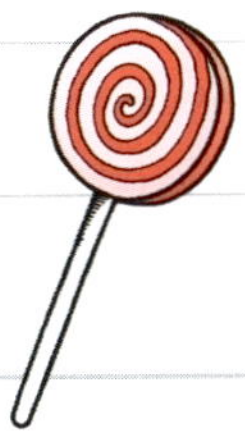

Li • li

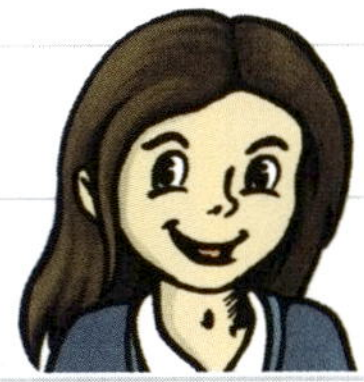

l l l l l l l

l l l l l l l l l l

L l L l L l L l L l L l

Li Li Li

Lili Lili

O

Hör zu. ▶ Zeige. ▶ Sprich nach. ▶ Schreibe.

OHR

O • LI

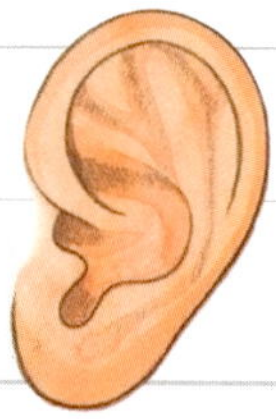

O O O O

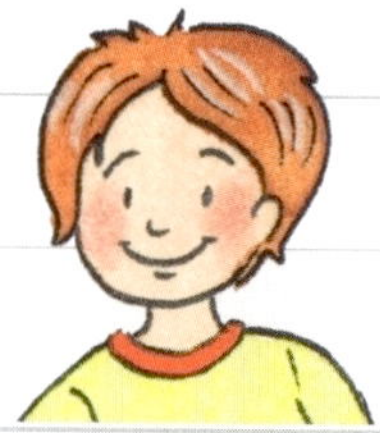

O O O O O O O

O O O O O O O O

O O O

OLI OLI

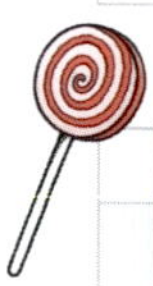

LOLLI LOLLI

Hör zu. Zeige. Sprich nach. Schreibe.

Oo

Ohr

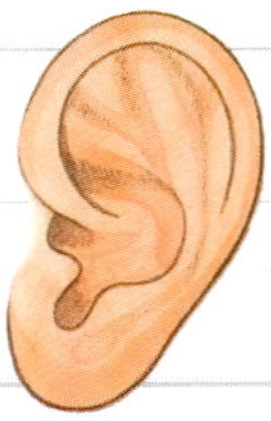

Li • lo

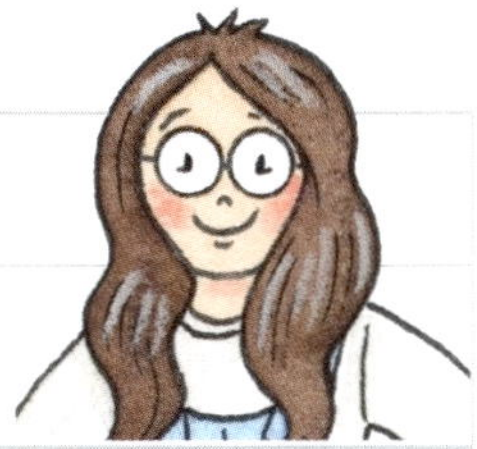

O

o

O o O o

Oo Oo Oo

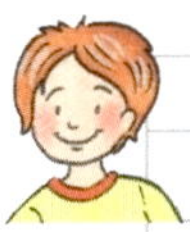

Oli Oli

Lolli Lolli

Hör zu. Zeige. Sprich nach. Schreibe.

A • NA • NAS

A • LI

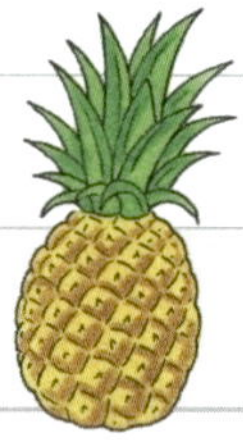

A A A A

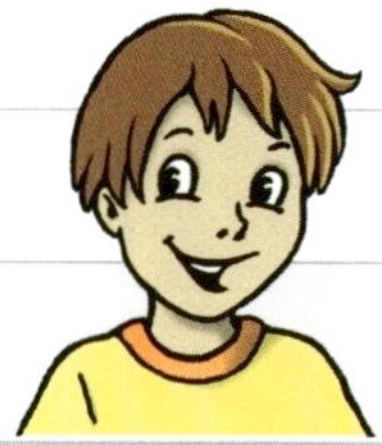

A A A A

A A A A A A A A

A A A

ALI ALI

A B C D E F G H I J K L M N O P Q R S T U V W X Y Z

Hör zu. ▸ Zeige. ▸ Sprich nach. ▸ Schreibe.

Aa

A • na • nas

Li • a

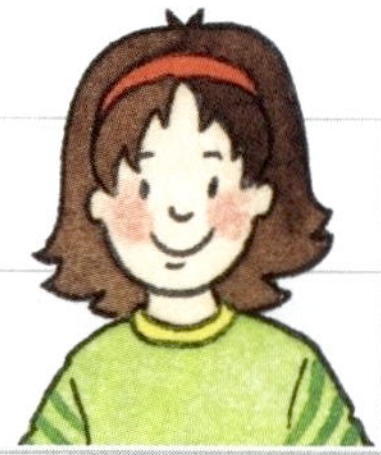

a a a a a

a a a a a a a a

A a A a A a A a

Aa Aa Aa

Lia Lia

U

Hör zu. ▶ Zeige. ▶ Sprich nach. ▶ Schreibe.

A B C D E F G H I J K L M N O P Q R S T U V W X Y Z

UHR U • LI

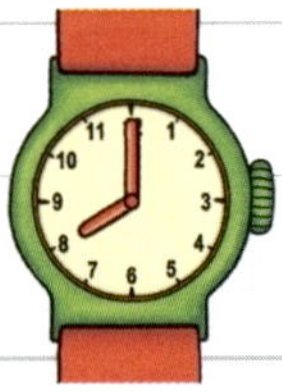

U U U U

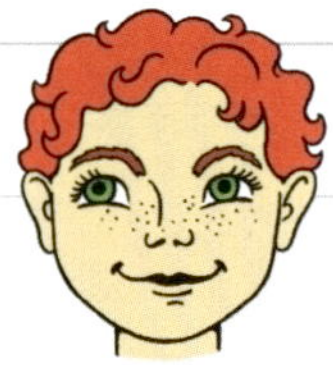

U U U U U U U

U U U U U U U U

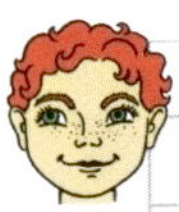

ULI ULI

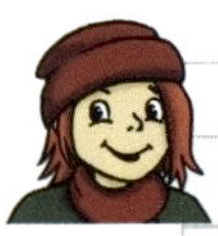

LULU LULU

Hör zu. Zeige. Sprich nach. Schreibe.

Uu

Uhr

Lu • lu

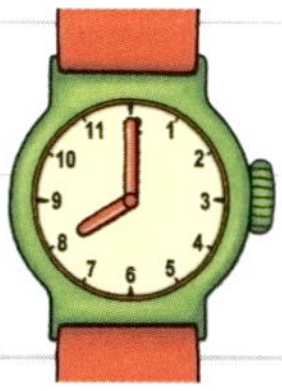

u u u u u u

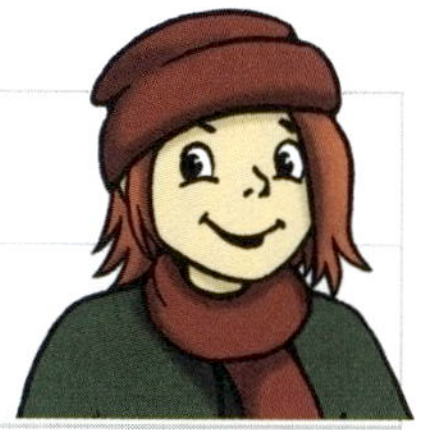

u u u u u u u u

U u U u U u U u

Uli Uli

Lulu Lulu

Hör zu. ▸ Zeige. ▸ Sprich nach. ▸ Schreibe.

NA • SE

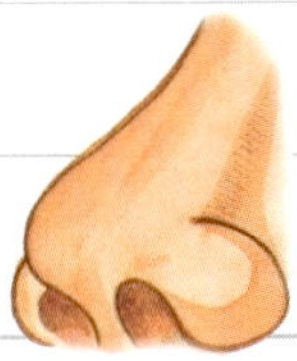

NI • NA

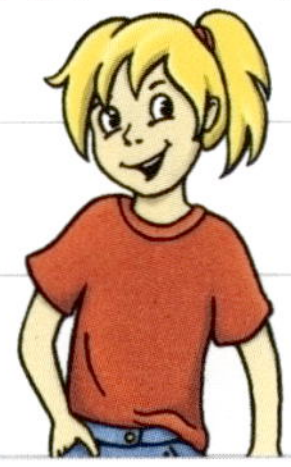

N N N N

N N N N N N

N N N N N N N N

N N N

NINA NINA

A B C D E F G H I J K L M N O P Q R S T U V W X Y Z

Hör zu. Zeige. Sprich nach. Schreibe.

Nn

Na • se

Ni • na

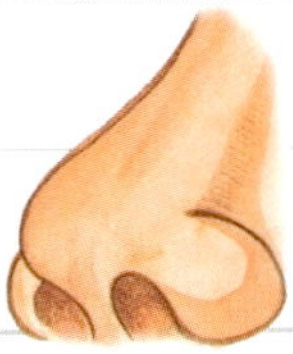 n n n n n 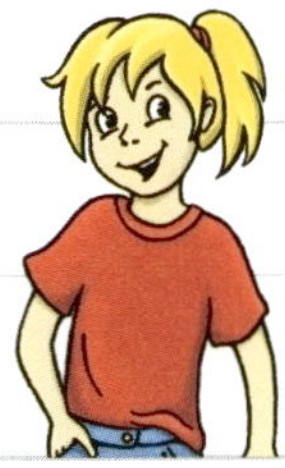

n n n n n n n n

N n N n N n N n

n n n

Nina Nina

Hör zu. Zeige. Sprich nach. Schreibe.

TOR AU·TO

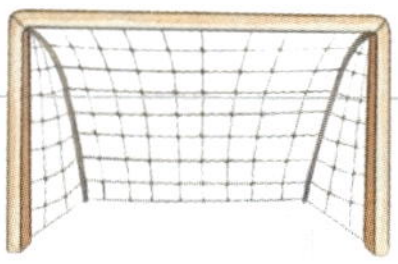

T T T

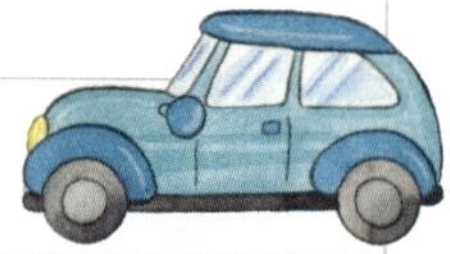

T T T T T T T T

T T T T T T T T

T T T

ALT ALT

Hör zu. ▸ Zeige. ▸ Sprich nach. ▸ Schreibe.

Tt

Tor

Au·to

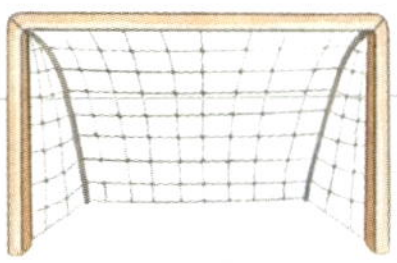

t t t t t t

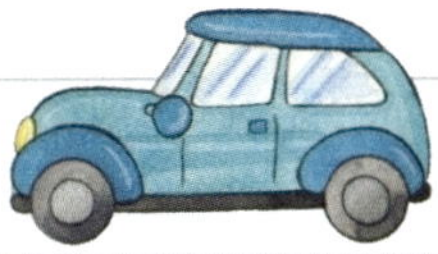

t t t t t t t t t

T t T t T t T t

Tt Tt Tt

alt alt

E

Hör zu. Zeige. Sprich nach. Schreibe.

A
B
C
D
E
F
G
H
I
J
K
L
M
N
O
P
Q
R
S
T
U
V
W
X
Y
Z

EN • TE

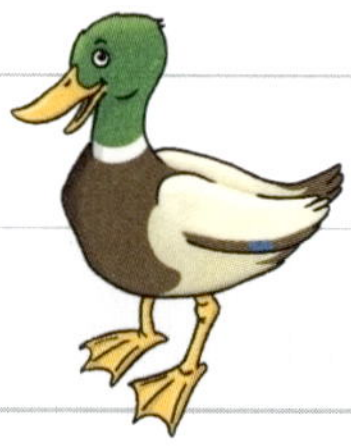

E • SEL

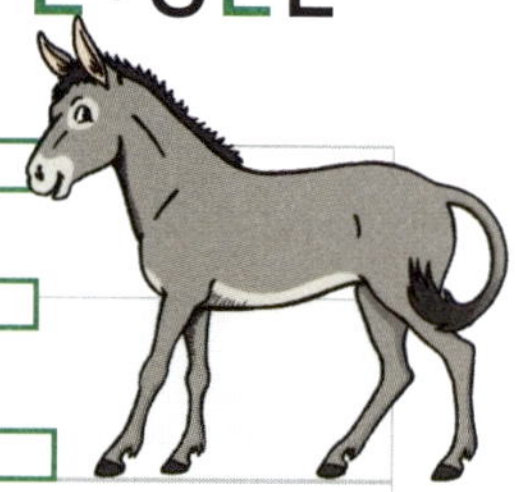

E E E E E

E E E E E

E E E E E E E E

E E E

ALLE ALLE

Hör zu. Zeige. Sprich nach. Schreibe.

Ee

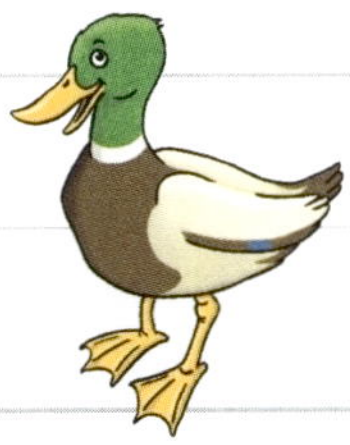

En • te

E • sel

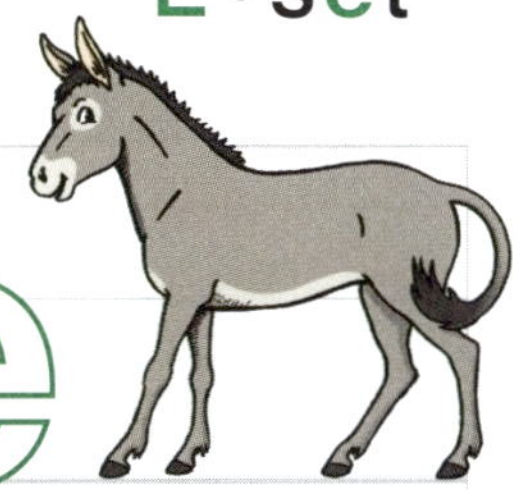

e e e e e

e e e e e e

E e E e E e E e

Ee Ee Ee

alle alle

Hör zu. Zeige. Sprich nach. Schreibe.

MA•MA

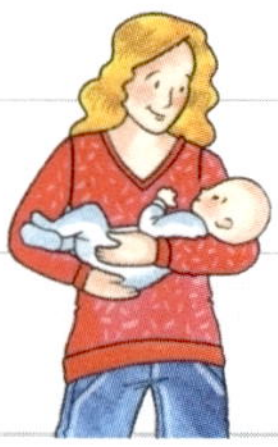

MANN

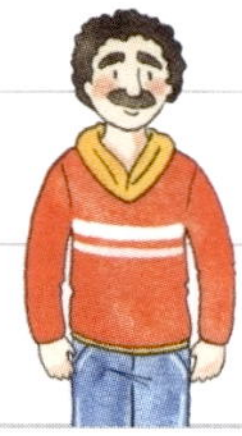

M M M M

M M M

M M M M M M

M M M

MAMA

A B C D E F G H I J K L M N O P Q R S T U V W X Y Z

Hör zu. Zeige. Sprich nach. Schreibe.

Mm

Ma•ma

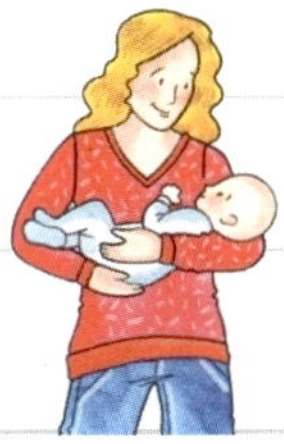

Mann

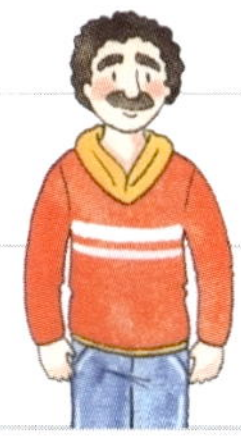

m m m m

m i n m m m m

Mm Mm Mm Mm

Mm Mm Mm

Mama

S

Hör zu. ▸ Zeige. ▸ Sprich nach. ▸ Schreibe.

DIE SO·NNE SECHS

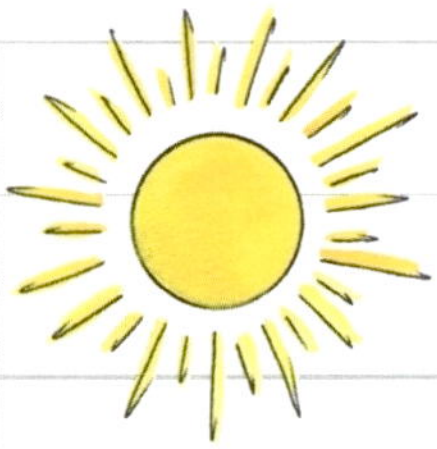

S S S S S S 6

S S S S S S S S

S S S S S S S S

S S S

SONNE

LOS

A B C D E F G H I J K L M N O P Q R S T U V W X Y Z

Hör zu. Zeige. Sprich nach. Schreibe.

Ss

die So•nne

sechs

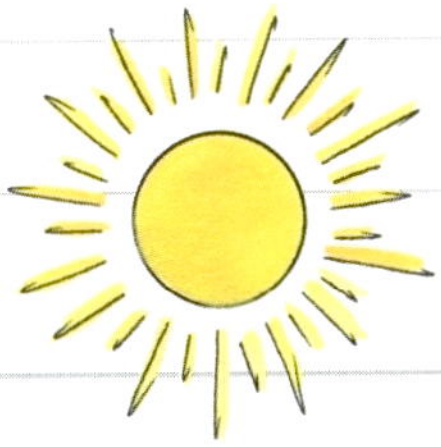
S S S S S S S
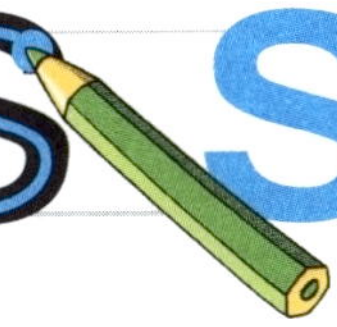
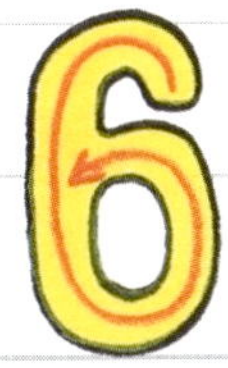

s s s s s s s s

Ss Ss Ss Ss Ss Ss

s s s

sechs

los

Hör zu. Zeige. Sprich nach. Schreibe.

A B C D E F G H I J K L M N O P Q R S T U V W X Y Z

DIE RO·SE

DAS TOR

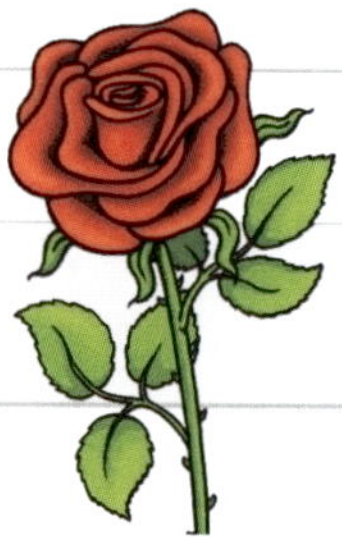

R R R R

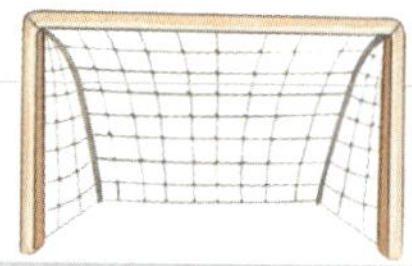

R R R R R R

R R R R R R R R

R R R

ROSE

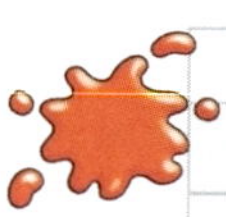

ROT

Hör zu. Zeige. Sprich nach. Schreibe.

Rr

die Ro•se das Tor

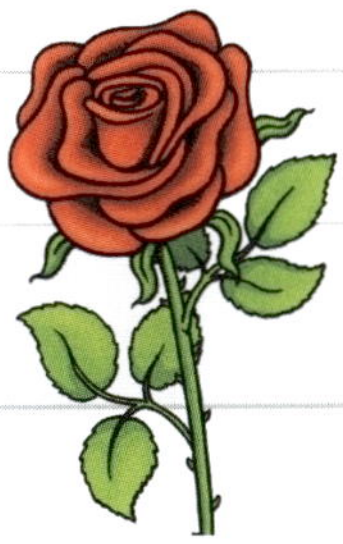 r r r 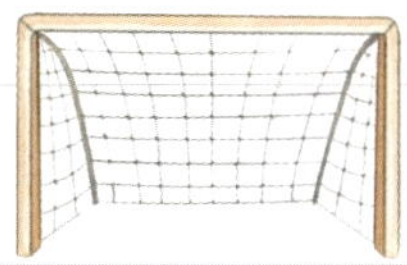

r r

r r r r r r

r r r

Tor

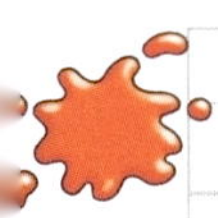 rot

Hör zu. Zeige. Sprich nach. Schreibe.

DER DI·NO

DAS RA·DI·O

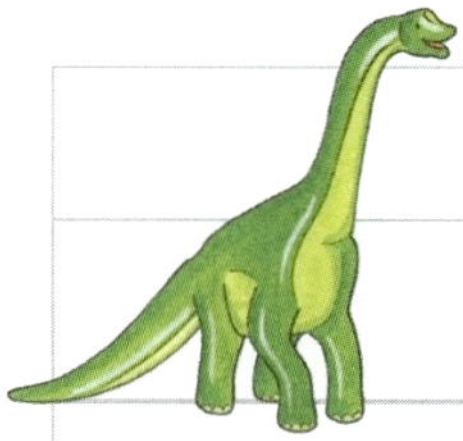

D D D D

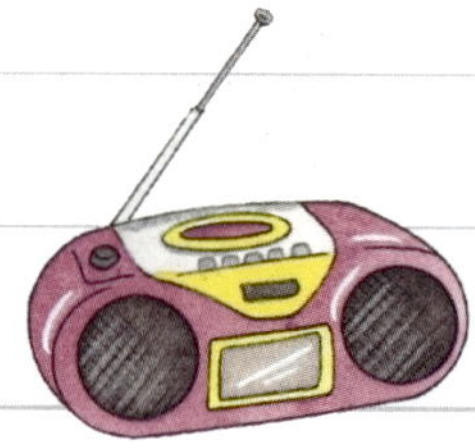

D D D D D D D

D D D D D D D D

D D D

DER

DINO

Hör zu. ▸ Zeige. ▸ Sprich nach. ▸ Schreibe.

Dd

der Di•no

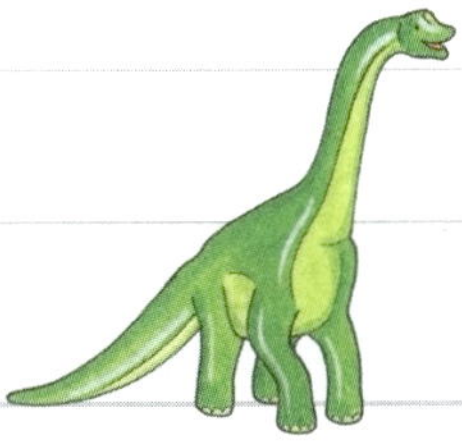

das Ra•di•o

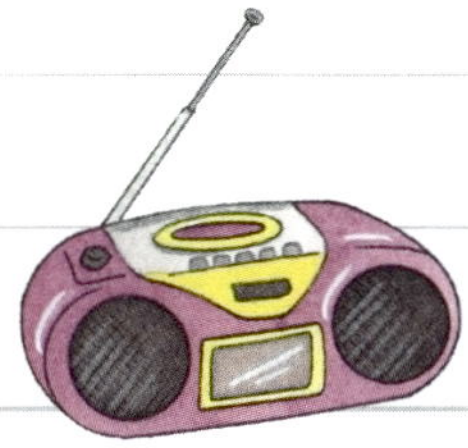

d d d d d d

d d d d d d d d

d d d d d d d d d d

d d d

Radio

Dino

EI

Hör zu. Zeige. Sprich nach. Schreibe.

DAS EI DREI

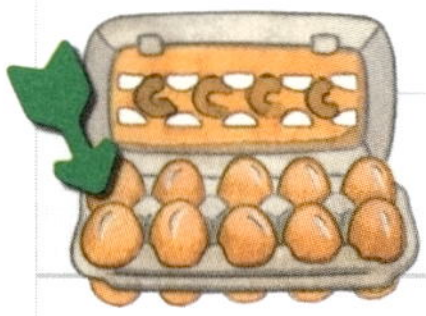

EI EI EI 3

EI EI EI

EI Male ein gelbes Ei.

EIN EI

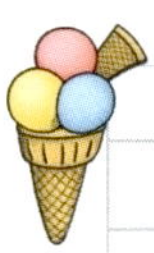

DAS EIS

EIN EIS

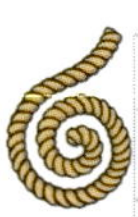

EIN SEIL

Hör zu. ▸ Zeige. ▸ Sprich nach. ▸ Schreibe.

ei

das Ei drei

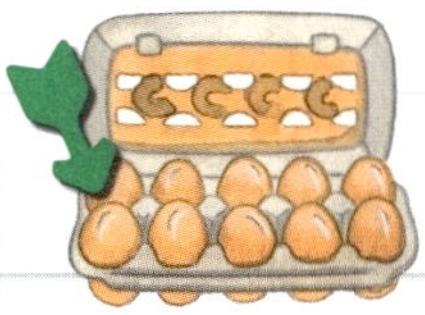

ei ei ei ei

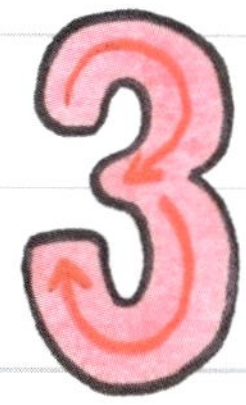

ei ei ei ei ei

Ei ei Male ein gelbes Ei.

ein Ei

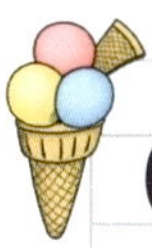

das Eis

ein Eis

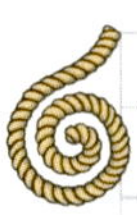

ein Seil

Hör zu. Zeige. Sprich nach. Schreibe.

DER BUS

BA•DEN

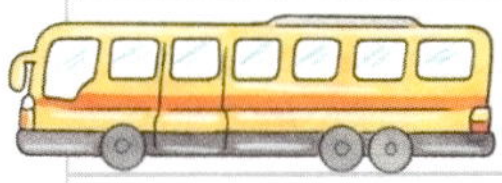

B B B B

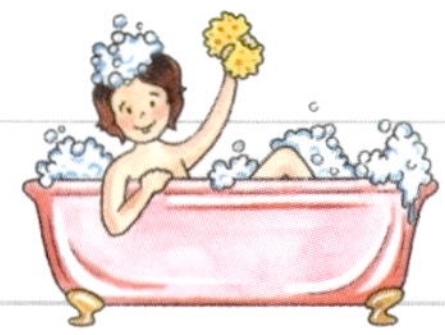

B B B B B B B B

B B B B B B B B

B B B

BUS

BADEN

Hör zu. ▶ Zeige. ▶ Sprich nach. ▶ Schreibe.

Bb

der **B**us

ba•den

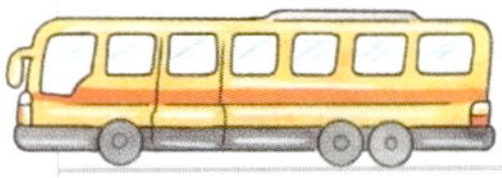

b b b b b

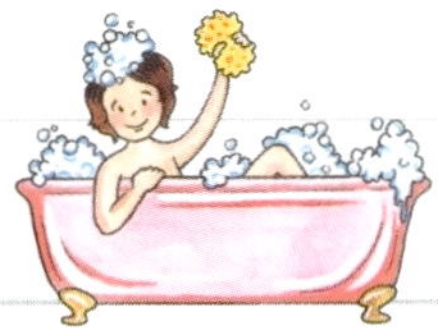

b b b b b b b b

b b b b b b b b b b

b b b

Bus

baden

H

Hör zu. Zeige. Sprich nach. Schreibe.

DIE HAND

HÖ•REN

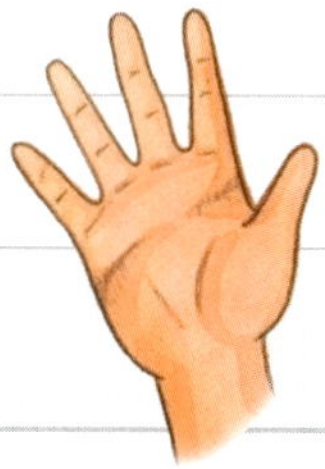

H H H H H

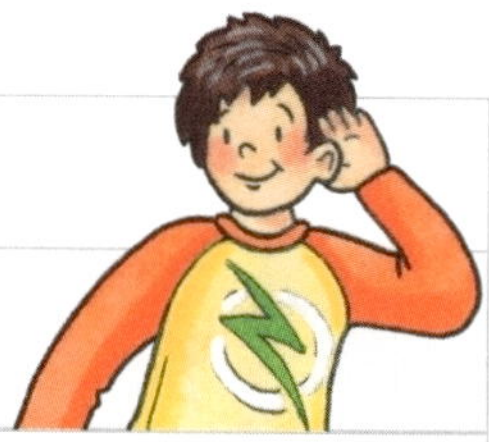

H H H H H H H H

H H H H H H H H

H H H

HAND

HÖREN

A B C D E F G H I J K L M N O P Q R S T U V W X Y Z

Hör zu. ▶ Zeige. ▶ Sprich nach. ▶ Schreibe.

Hh

die Hand

hö•ren

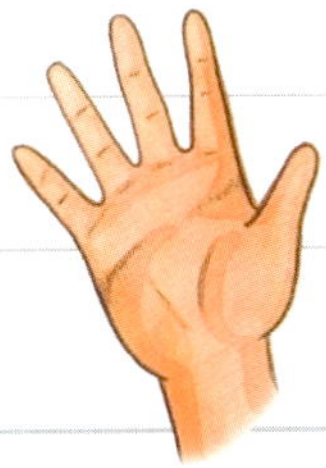

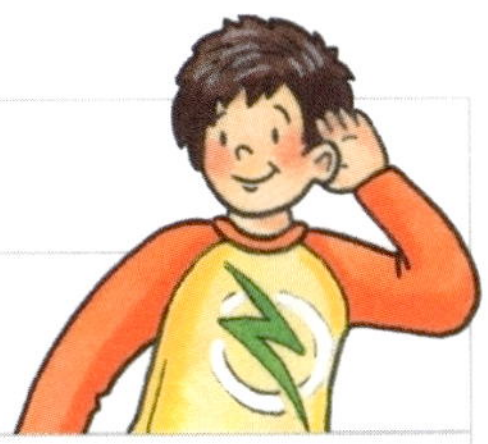

h h h h h h

h h h h h h h h h h

h h h

Hand

hören

CH

Hör zu. ▸ Zeige. ▸ Sprich nach. ▸ Schreibe.

DAS BUCH

KO•CHEN

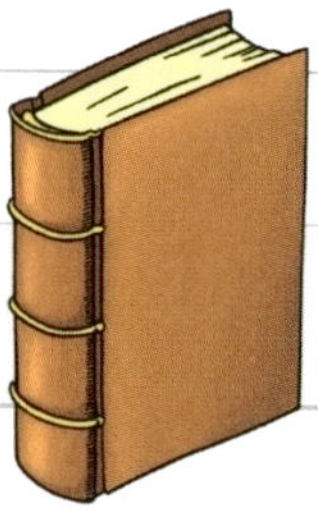

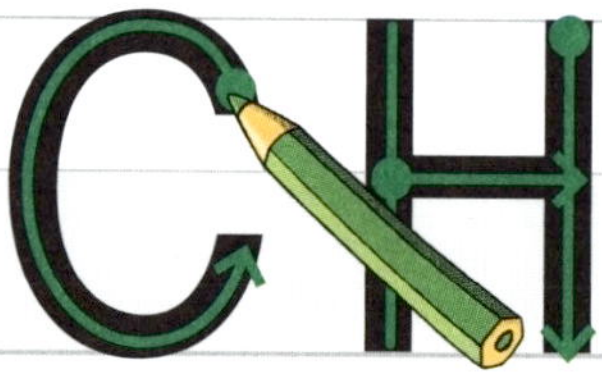

CH CH

CH CH CH

CH CH CH CH

CH CH CH

BUCH

KOCHEN

Hör zu. Zeige. Sprich nach. Schreibe.

ch

das Buch

ko•chen

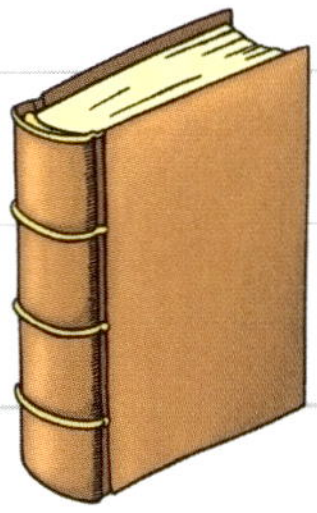

ch ch ch

ch c l h ch ch ch

ch ch ch ch ch ch

ch ch ch

Buch

kochen

Hör zu. Zeige. Sprich nach. Schreibe.

DAS FAHR·RAD

FERN·SE·HEN

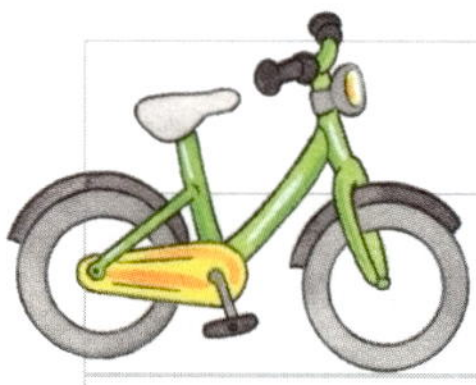

F F F F

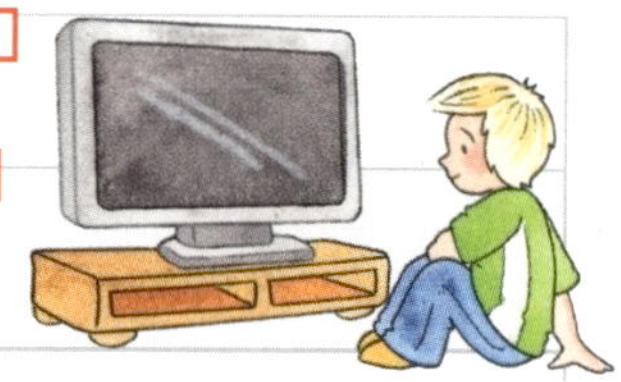

F F F F F F

F F F F F F F F

F F F

FAHRRAD

FERNSEHEN

A B C D E F G H I J K L M N O P Q R S T U V W X Y Z

Hör zu. Zeige. Sprich nach. Schreibe.

Ff

das Fahr·rad

fern·se·hen

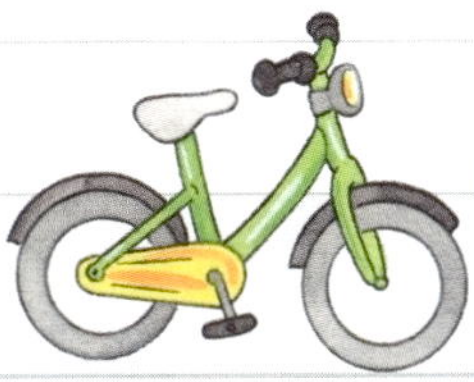

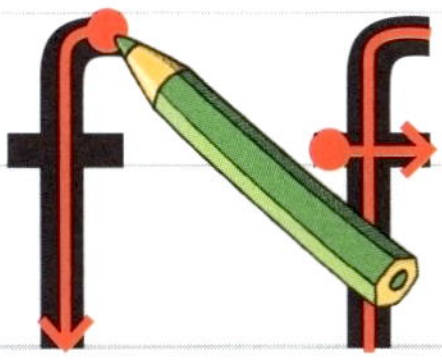

f f f f

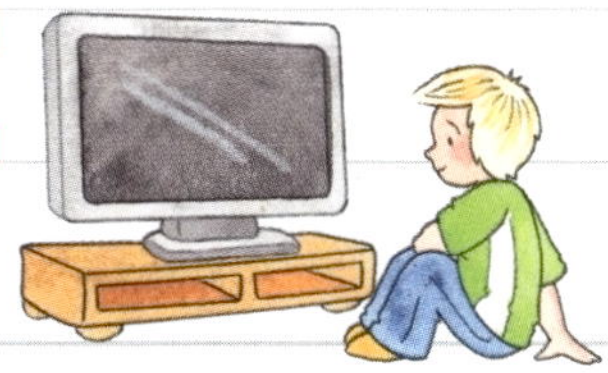

f f f f f f f f f f

f f f f f f f f f f

f f f

Fahrrad

fernsehen

Hör zu. Zeige. Sprich nach. Schreibe.

DIE KUH

DER KEKS

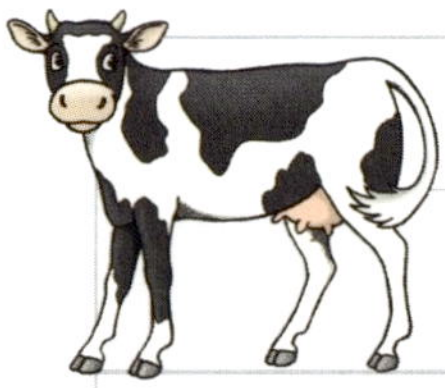

K K K K

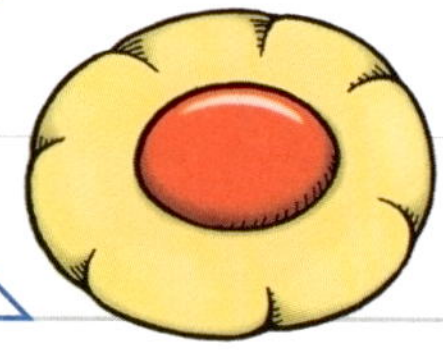

K K K K K K K K

K K K K K K K K

K K K

KUH

KEKS

Hör zu. Zeige. Sprich nach. Schreibe.

Kk

die Kuh

der Keks

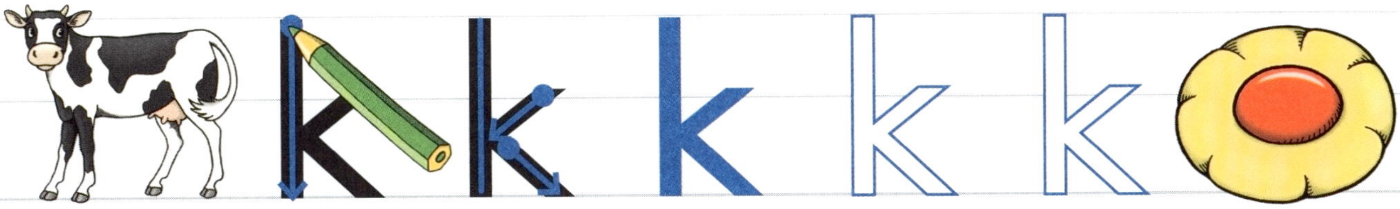

k k k k k k k k k

k k k k k k k k

k k k

Kuh

Keks

Hör zu. Zeige. Sprich nach. Schreibe.

DIE SCHE•RE

DER TISCH

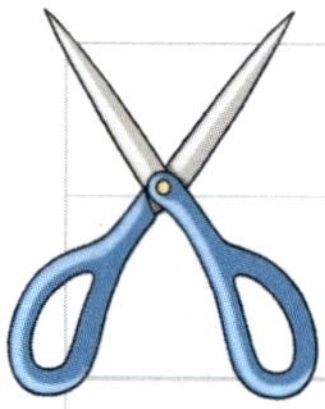 SCH SCH 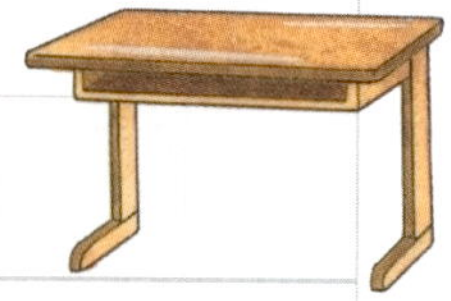

SCH S C H

SCH SCH SCH

SCH SCH

SCHERE

TISCH

Hör zu. ▸ Zeige. ▸ Sprich nach. ▸ Schreibe.

sch

die Sche•re

der Tisch

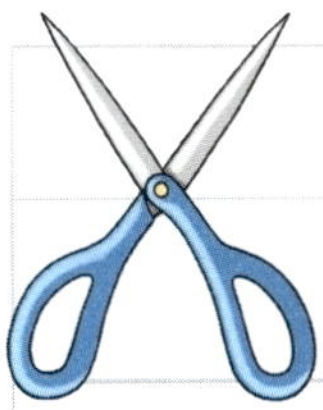 sch sch 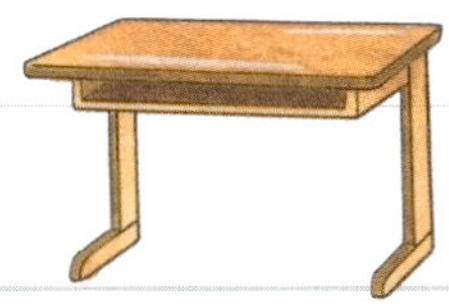

sch sch sch

sch sch sch sch

sch

sch

Schere

Tisch

AU

A B C D E F G H I J K L M N O P Q R S T U V W X Y Z

Hör zu. Zeige. Sprich nach. Schreibe.

DAS AU•TO DER BAUM

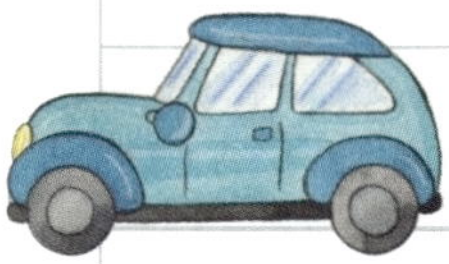 AU AU 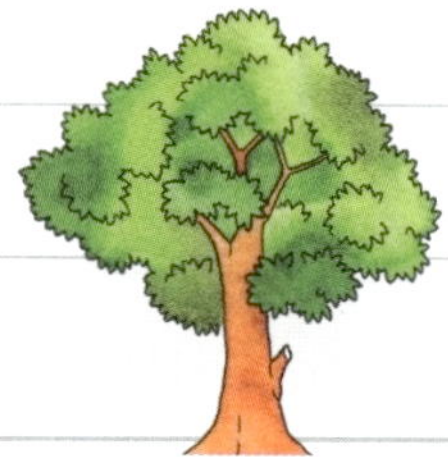

AU AU AU

AU AU AU AU

AU AU AU

AUTO

BAUM

Hör zu. ▸ Zeige. ▸ Sprich nach. ▸ Schreibe.

au

das Au•to

der Baum

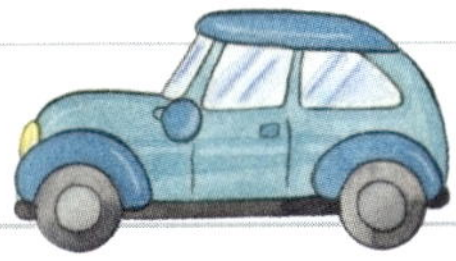 au au au 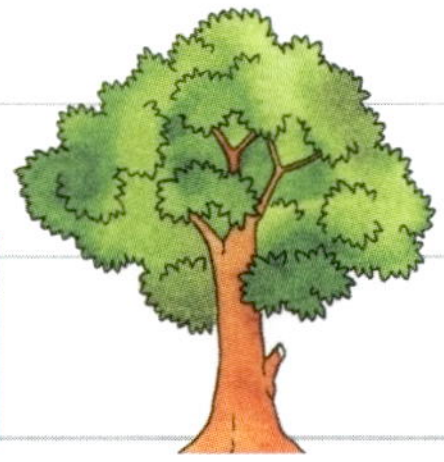

au o a u u au

au au au au au au

au au au

Auto

Baum

W

Hör zu. Zeige. Sprich nach. Schreibe.

A B C D E F G H I J K L M N O P Q R S T U V W X Y Z

DIE WOL•KE WIN•KEN

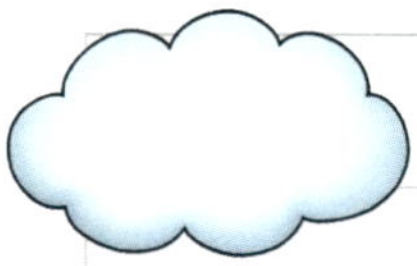

W W W W W

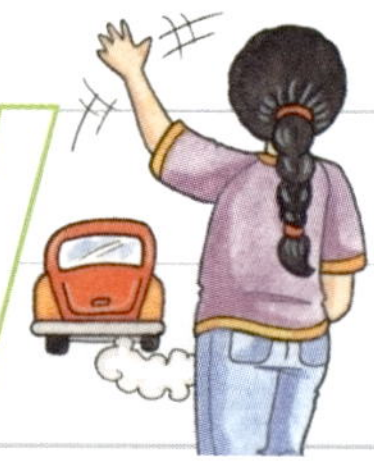

W W W W W W W W

W W W W W W

W W W

WOLKE

WINKEN

Hör zu. ▸ Zeige. ▸ Sprich nach. ▸ Schreibe.

Ww

die Wol•ke

win•ken

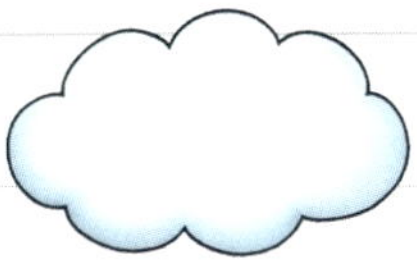

W W W W W

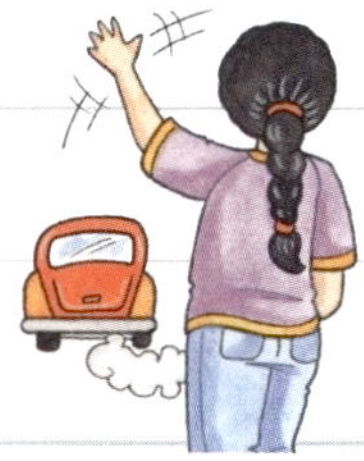

W W W W W W W W W

W W W W W W W W

w w w

Wolke

winken

Z

Hör zu. Zeige. Sprich nach. Schreibe.

DAS ZELT

ZWEI ZEL•TE

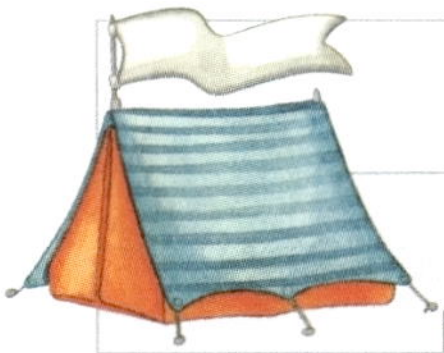

Z Z Z Z Z

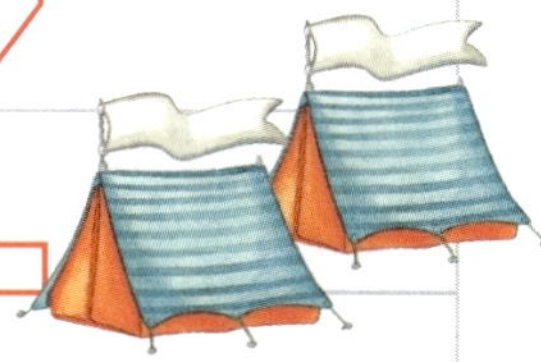

Z Z Z Z Z

Z Z Z Z Z Z Z Z

Z Z Z

ZELT

ZWEI

Hör zu. ▸ Zeige. ▸ Sprich nach. ▸ Schreibe.

Zz

das Zelt

zwei Zel·te

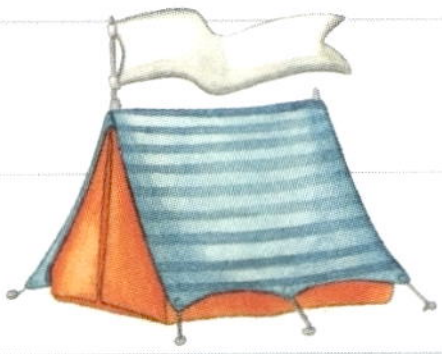

Z Z Z Z Z Z

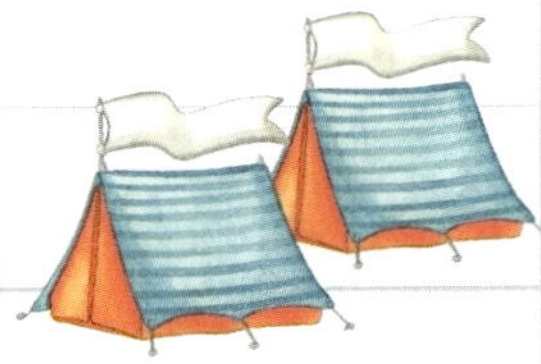

Z Z Z Z Z Z Z Z Z

Z Z Z Z Z Z Z Z Z Z

z z z

Zelt

zwei

Hör zu. ▸ Zeige. ▸ Sprich nach. ▸ Schreibe.

DIE GA·BEL

DAS RE·GAL

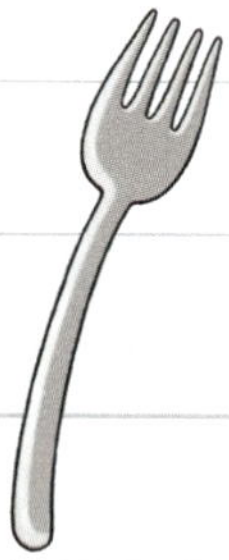

G G G G G

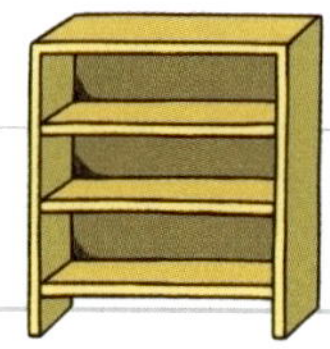

G G G G G G G

G G G G G G G G

G G G

GABEL

REGAL

A B C D E F G H I J K L M N O P Q R S T U V W X Y Z

Hör zu. ▸ Zeige. ▸ Sprich nach. ▸ Schreibe.

Gg

die Ga•bel

das Re•gal

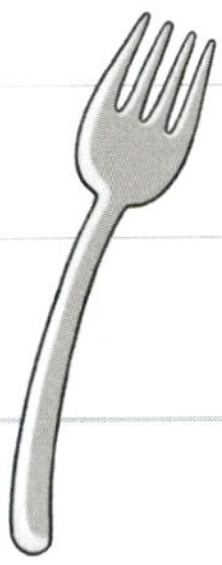

g g g g g g

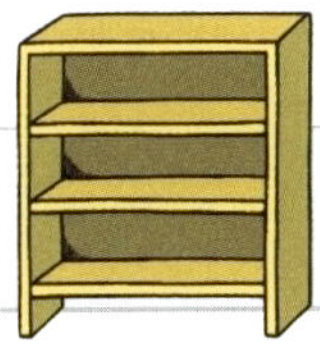

g o g g g g g g

g g g g g g g g

g g g

Gabel

Regal

P

Hör zu. Zeige. Sprich nach. Schreibe.

DIE PAL • ME

DIE AM • PEL

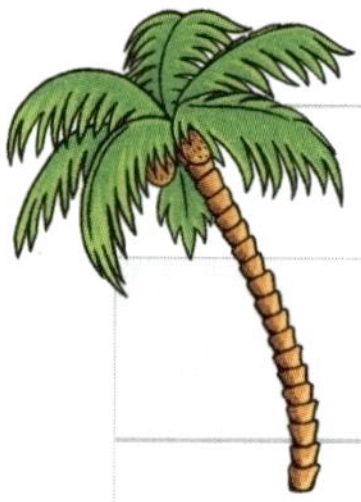

P P P P P

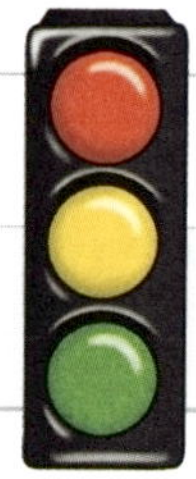

P P P P P P P P

P P P P P P P P

P P P

PALME

AMPEL

A B C D E F G H I J K L M N O P Q R S T U V W X Y Z

Hör zu. Zeige. Sprich nach. Schreibe.

Pp

die Pal·me

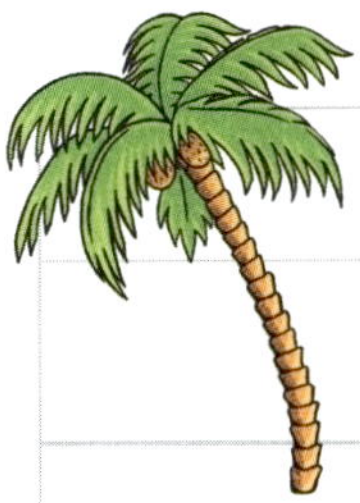

die Am·pel

p p p p p p

p p p p p p p p

p p p p p p p p

p p p

Palme

Ampel

Hör zu. ▸ Zeige. ▸ Sprich nach. ▸ Schreibe.

DAS JO•JO

DER JUN•GE

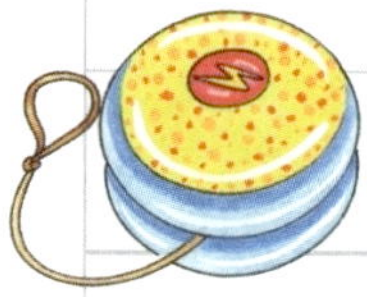

J J J J J J

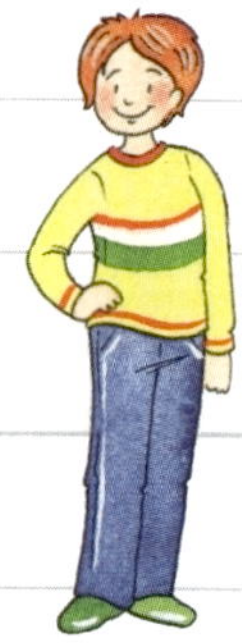

J J J J J J J

J J J J J J J J

J J J

JOJO

JUNGE

Hör zu. Zeige. Sprich nach. Schreibe.

Jj

das Jo·jo

der Jun·ge

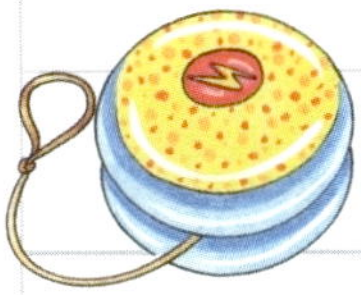

j j j j j j j

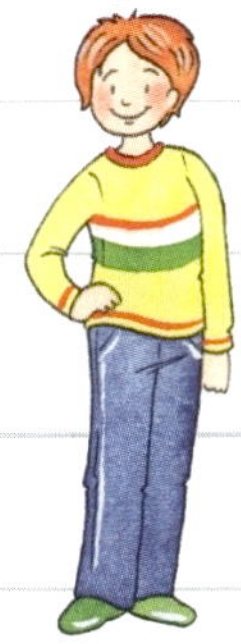

j j j j j j j j j

j j j j j j j j

j j j

Jojo

Junge

Hör zu. Zeige. Sprich nach. Schreibe.

DER VO•GEL VIER

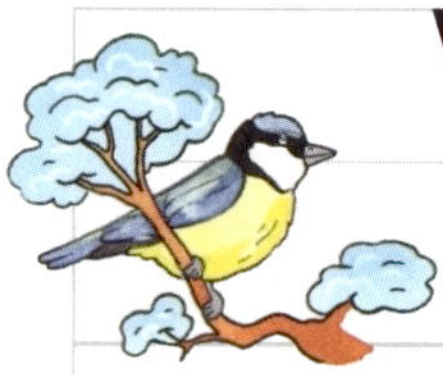 V V V V V 

V V V V V V V V

V V V V V V V V

V V V

VOGEL

VIER

Hör zu. Zeige. Sprich nach. Schreibe.

Vv

der Vo·gel

vier

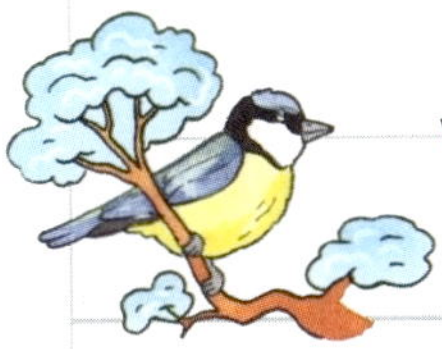

V V V V V V

V V V V V V V

V V V V V V V V

v v v

Vogel

vier

PF

Hör zu. Zeige. Sprich nach. Schreibe.

DIE PFA•NNE

DER A•PFEL

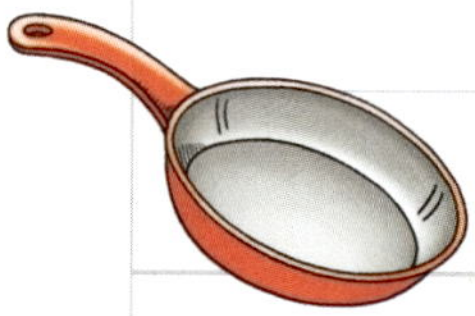

PF PF PF

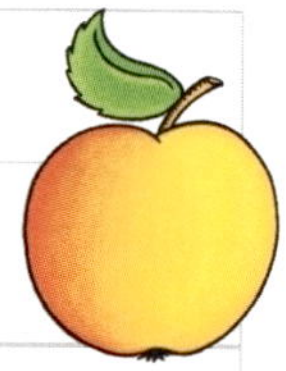

PF PF PF

PF PF PF PF

PF PF PF

PFANNE

APFEL

Hör zu. Zeige. Sprich nach. Schreibe.

pf

die Pfa•nne

der A•pfel

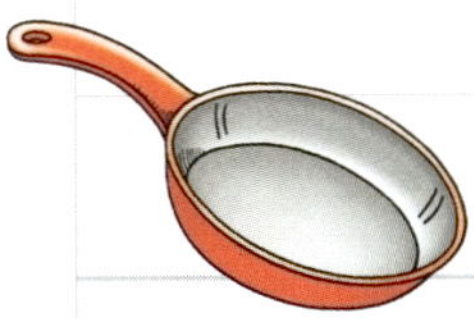

pf pf pf pf

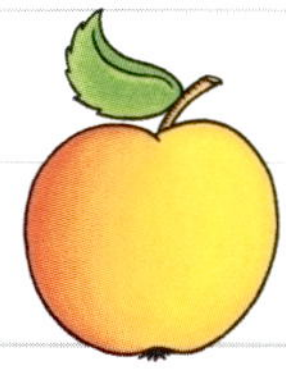

pf pf pf

pf pf pf pf pf pf

pf pf pf

Pfanne

Apfel

Ä

Hör zu. ▸ Zeige. ▸ Sprich nach. ▸ Schreibe.

A B C D E F G H I J K L M N O P Q R S T U V W X Y Z

DREI Ä·PFEL

DER KÄ·FER

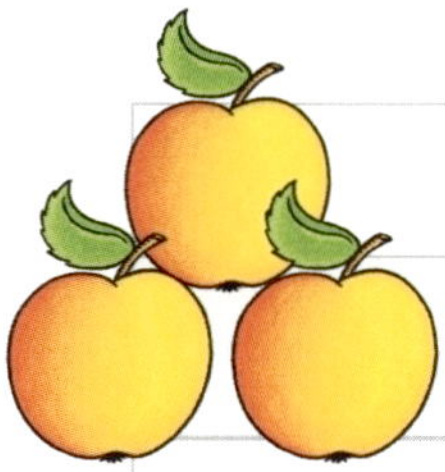

Ä Ä Ä Ä Ä

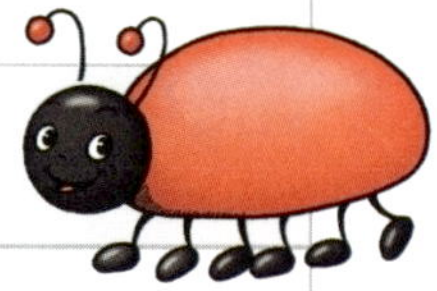

Ä Ä Ä Ä Ä Ä Ä

Ä Ä Ä Ä Ä Ä

Ä Ä Ä

ÄPFEL

KÄFER

Hör zu. ▶ Zeige. ▶ Sprich nach. ▶ Schreibe.

Ää

drei Ä•pfel

der Kä•fer

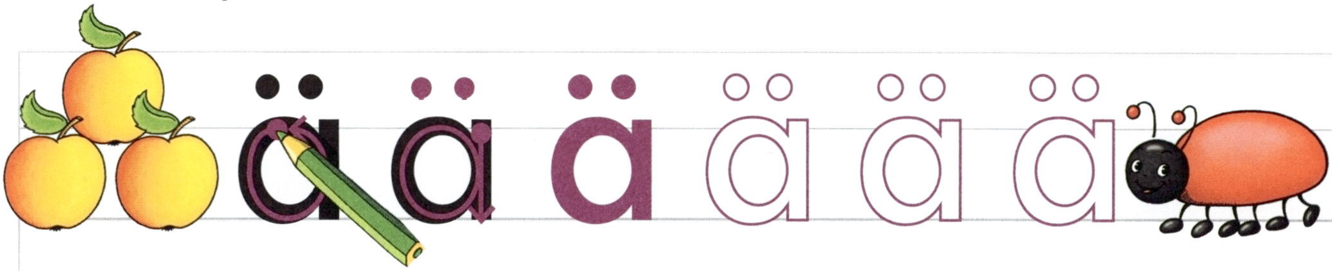

ä ä ä ä ä ä

ä ä ä ä ä ä ä ä

ä ä ä ä ä ä ä ä

ä ä ä

Äpfel

Käfer

Hör zu. ▸ Zeige. ▸ Sprich nach. ▸ Schreibe.

DAS ÖL

DER LÖ·FFEL

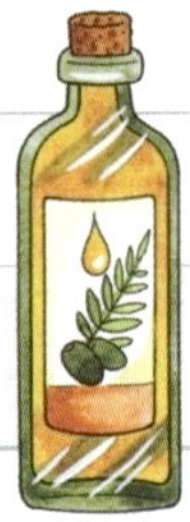

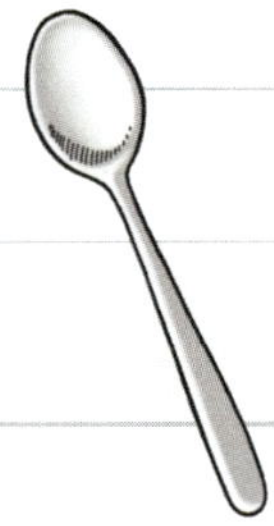

Ö

Ö Ö Ö

ÖL

LÖFFEL

Hör zu. ▸ Zeige. ▸ Sprich nach. ▸ Schreibe.

Öö

das Öl

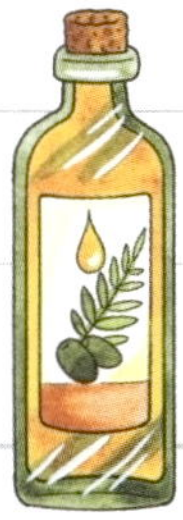

der Lö•ffel

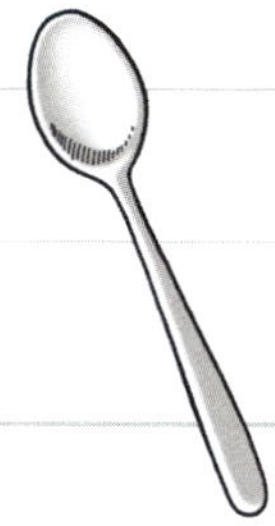

Ö Ö Ö Ö Ö Ö

ö ö ö ö ö ö ö ö

ö ö ö ö ö ö ö ö

ö ö ö

Öl

Löffel

Ü

Hör zu. Zeige. Sprich nach. Schreibe.

DIE TÜR FÜNF

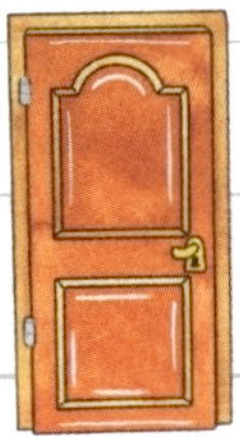 Ü Ü Ü Ü Ü 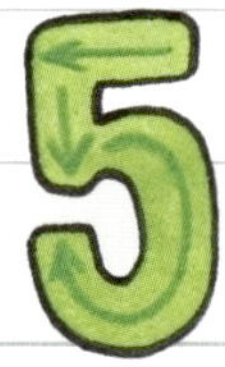

Ü Ü Ü Ü Ü Ü Ü

Ü Ü Ü Ü Ü Ü

Ü Ü Ü

TÜR

FÜNF

A B C D E F G H I J K L M N O P Q R S T U V W X Y Z

Hör zu. Zeige. Sprich nach. Schreibe.

Üü

die Tür

fünf

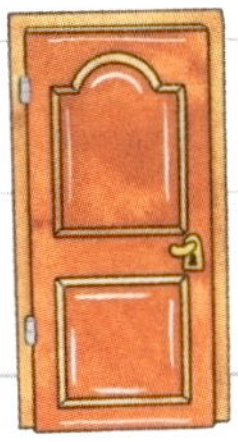

ü ü ü ü ü ü

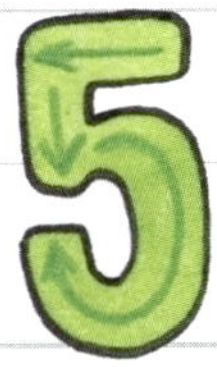

ü ü ü ü ü ü ü ü ü

ü ü ü ü ü ü ü ü

ü ü ü

Tür

fünf

EU

Hör zu. Zeige. Sprich nach. Schreibe.

DER EU•RO

NEUN

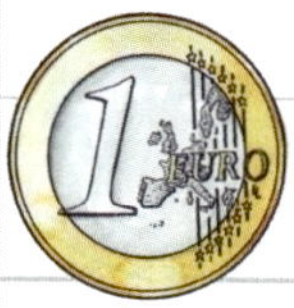

EU EU 9

EU EU EU

EU EU EU EU

EU EU EU

EURO

NEUN

A
B
C
D
E
F
G
H
I
J
K
L
M
N
O
P
Q
R
S
T
U
V
W
X
Y
Z

Hör zu. Zeige. Sprich nach. Schreibe.

eu

der Eu•ro

neun

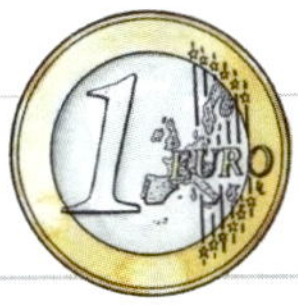 eu eu eu 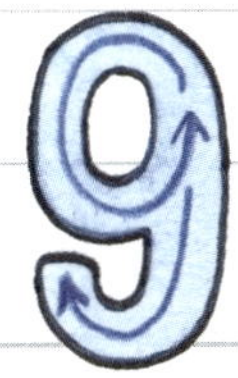

eu eu eu eu

eu eu eu eu eu

eu eu eu

Euro

neun

ST

Hör zu. ▸ Zeige. ▸ Sprich nach. ▸ Schreibe.

DER STIFT

STOPP

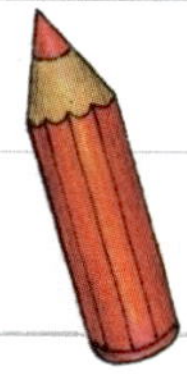
ST ST ST

ST ST ST ST

ST ST ST ST

ST ST ST

STIFT

STOPP

A B C D E F G H I J K L M N O P Q R S T U V W X Y Z

Hör zu. Zeige. Sprich nach. Schreibe.

der Stift stopp

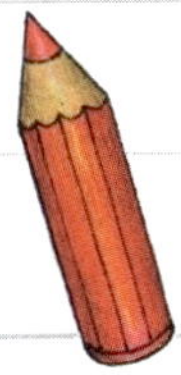

st st st st

s t s t st st st

st st st st st st

st st st

Stift

stopp

SP

Hör zu. ▸ Zeige. ▸ Sprich nach. ▸ Schreibe.

DIE SPI•NNE

DAS SPIEL

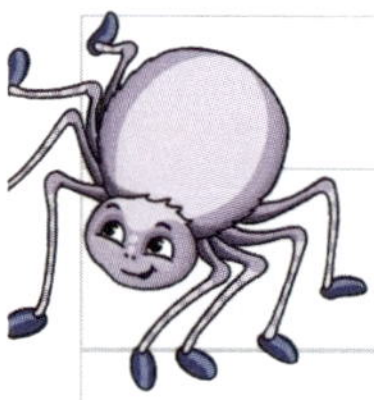

SP SP SP

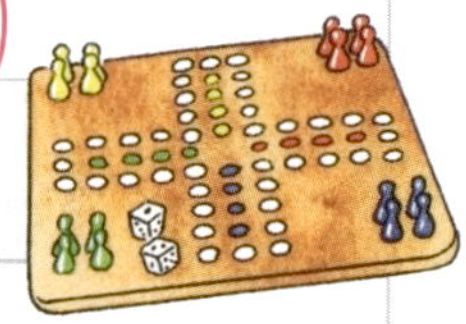

SP S I P SP SP

SP SP SP SP

SP SP SP

SPINNE

SPIEL

Hör zu. ▶ Zeige. ▶ Sprich nach. ▶ Schreibe.

sp

die Spi•nne

das Spiel

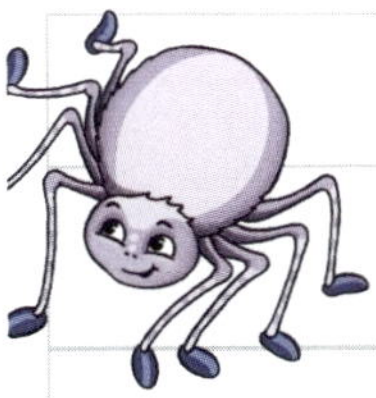

sp sp sp sp

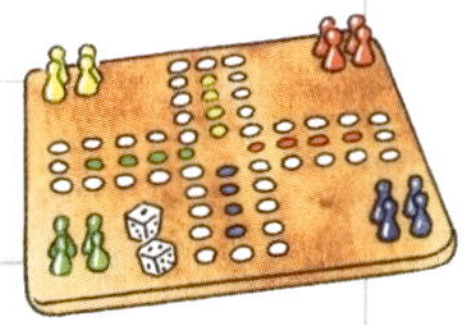

sp s ı p sp sp sp

sp sp sp sp sp sp

sp sp sp

Spinne

spielen

Y

Hör zu. Zeige. Sprich nach. Schreibe.

DAS YO•GA DAS BA•BY

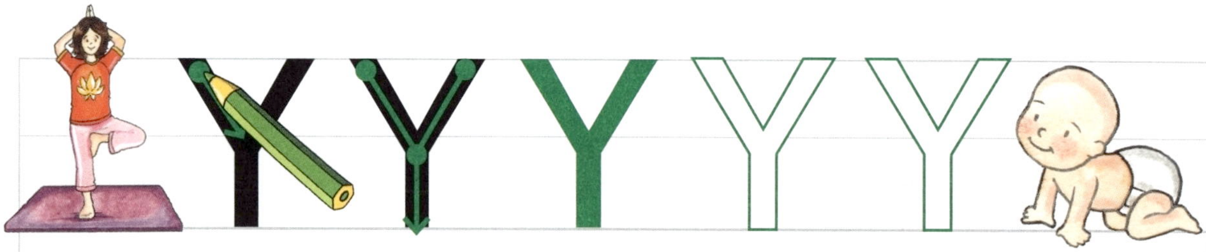

Y Y Y Y Y Y Y Y

Y Y Y Y Y Y

Y Y Y

YOGA

BABY

Hör zu. ▶ Zeige. ▶ Sprich nach. ▶ Schreibe.

Yy

das Yo•ga

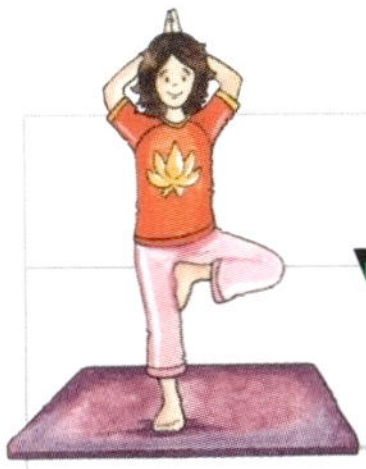

das Ba•by

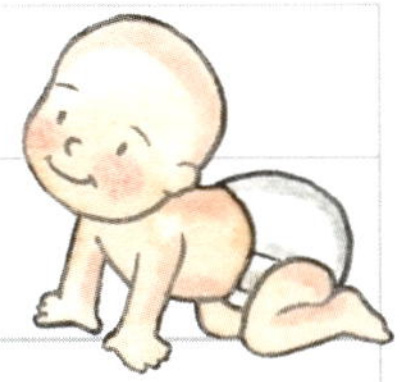

y y y y y y

y y y y y y y y y

y y y y y y y y

y y y

Yoga

Baby

Hör zu. ▸ Zeige. ▸ Sprich nach. ▸ Schreibe.

DER COM·PU·TER

DER CENT

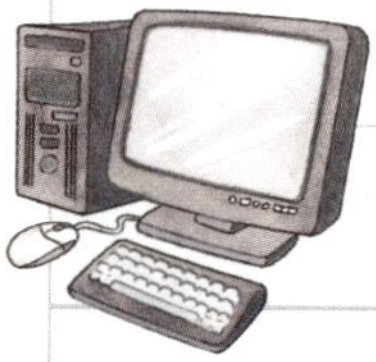

C C C C C

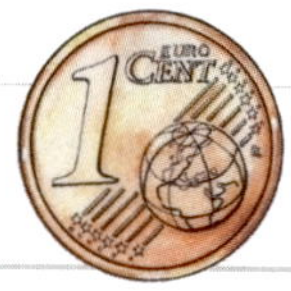

C C C C C C C C

C C C C C C

C C C

COMPUTER

CENT

Hör zu. Zeige. Sprich nach. Schreibe.

Cc

der Com·pu·ter

der Cent

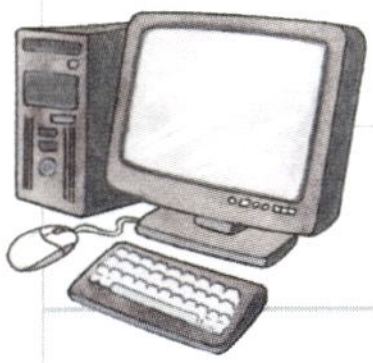

C C

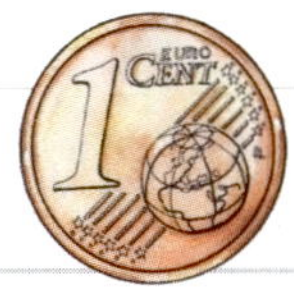

C C

c c c c c

c c c

Computer

clever

Hör zu. Zeige. Sprich nach. Schreibe.

DAS XY•LO•FON

DAS TA•XI

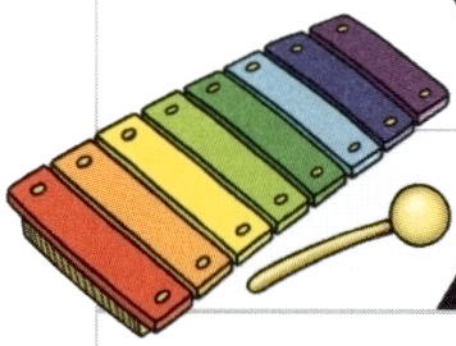

X X X X X

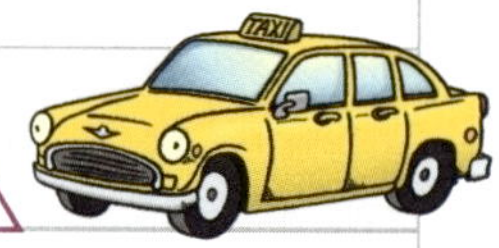

X X X X X X X

X X X X X X

X X X

XYLOFON

TAXI

Hör zu. Zeige. Sprich nach. Schreibe.

Xx

das Xy•lo•fon das Ta•xi

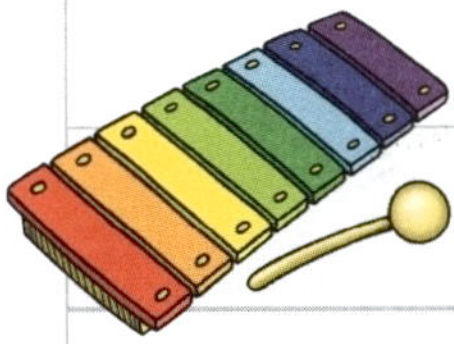

X X X X X X

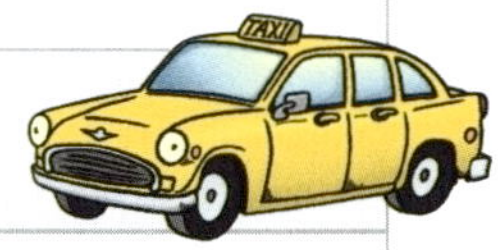

X X X X X X X X

X X X X X X

x x x

Xylofon

Taxi

Q

Hör zu. ▸ Zeige. ▸ Sprich nach. ▸ Schreibe.

DIE QUA·LLE

DER QUARK

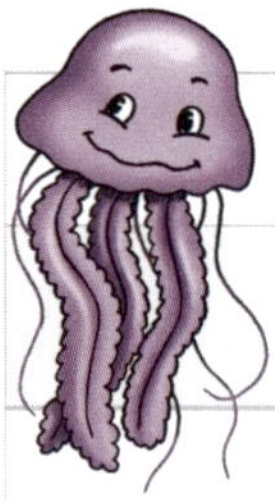

QU QU

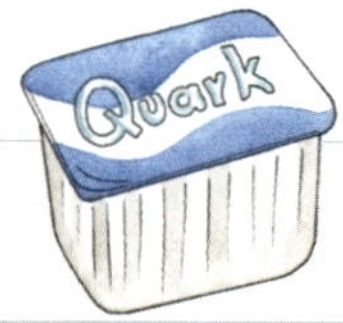

QU Q Q U QU

QU QU QU QU

QU QU QU

QUALLE

QUARK

A B C D E F G H I J K L M N O P Q R S T U V W X Y Z

Hör zu. ▸ Zeige. ▸ Sprich nach. ▸ Schreibe.

Qq

die Qua•lle

der Quark

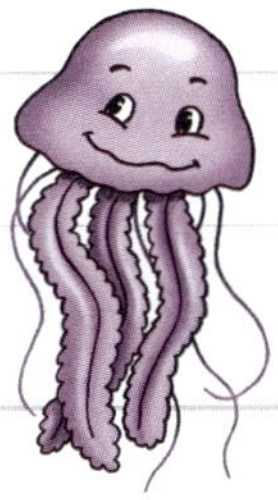

qu qu qu

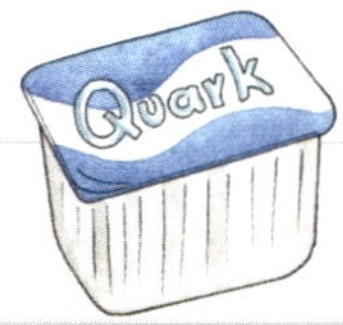

qu qu qu qu

qu qu qu qu qu

qu qu qu

Qualle

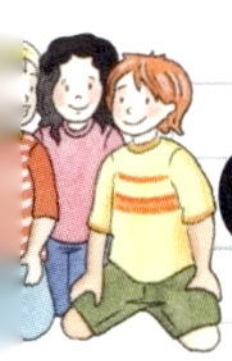

quasseln

ß

Hör zu. Zeige. Sprich nach. Schreibe.

der Fuß

das Floß

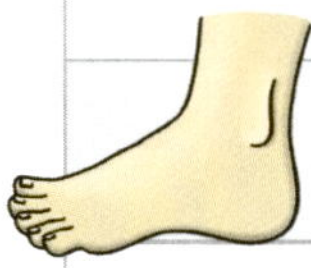

ß ß ß ß

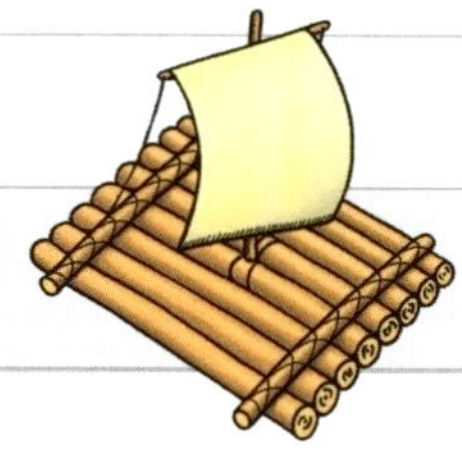

ß ß ß ß ß ß

ß ß ß ß ß ß

ß ß ß

Fuß

Floß

A B C D E F G H I J K L M N O P Q R S T U V W X Y Z

Übungen

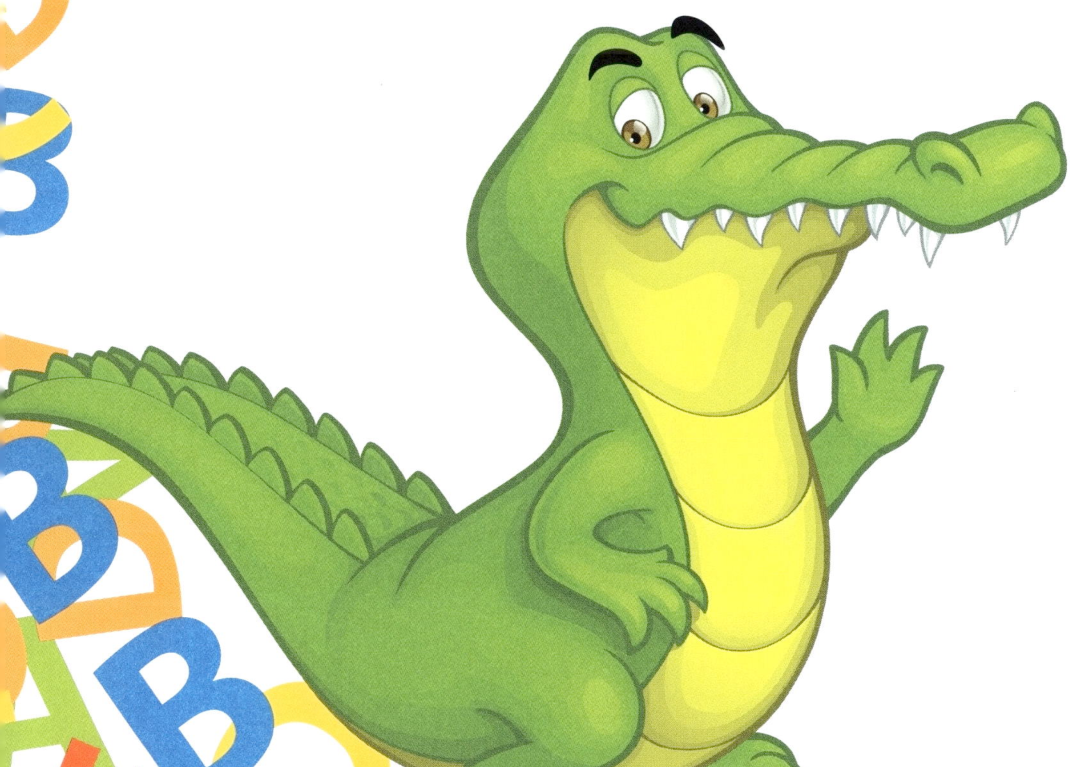

Ii

Hör zu. ▶ Zeige. ▶ Sprich nach. ▶ Male an.

Wo ist I i?

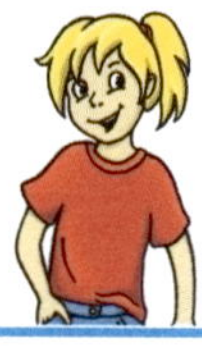
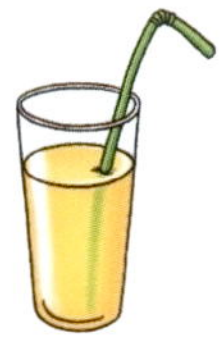
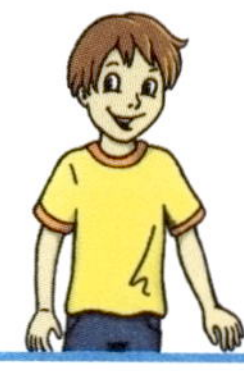

I•na | Li•mo | A•li

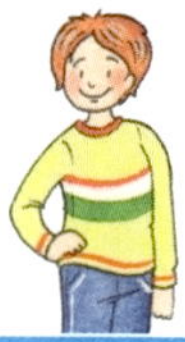
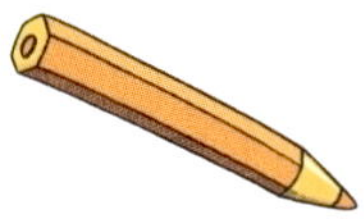
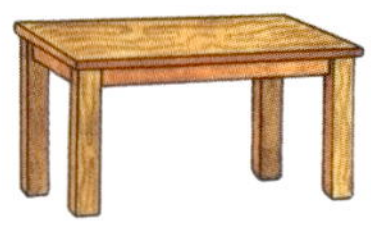
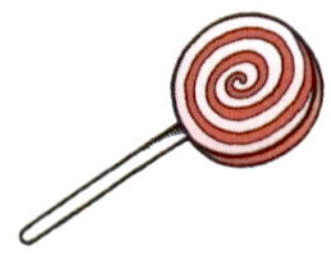

Ich | Stift | Tisch | Lo•lli

Ll

Hör zu. ▶ Zeige. ▶ Sprich nach. ▶ Male an.

Wo ist L l?

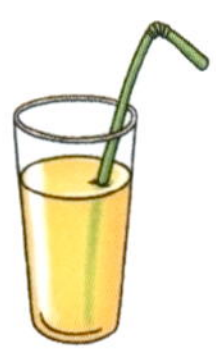
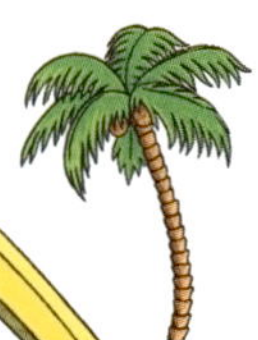
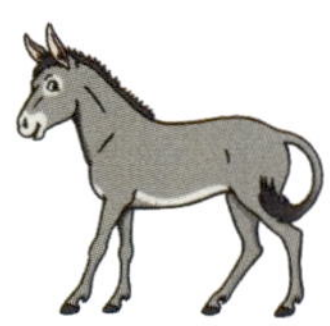

Li•mo | Pal•me | E•sel

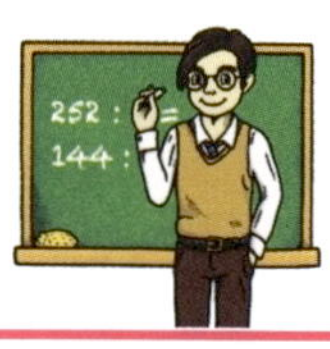
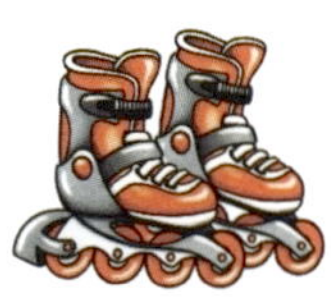
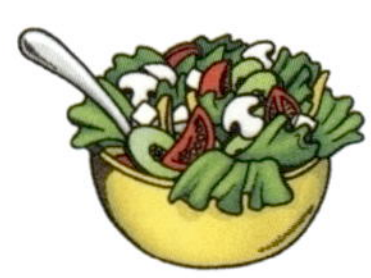
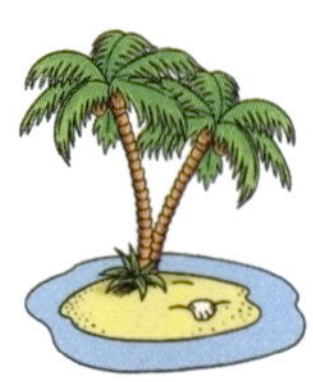

Leh•rer | In•li•ner | Sa•lat | In•sel

Hör zu. Zeige. Sprich nach. Male an.

Oo

Wo ist Oo ?

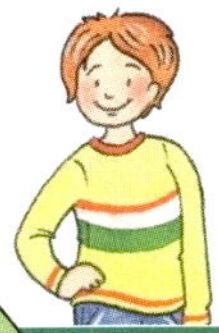
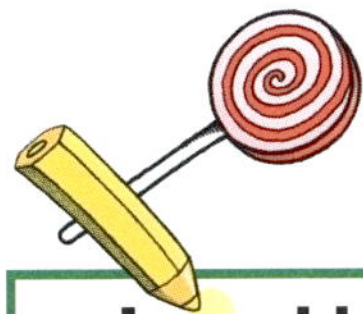
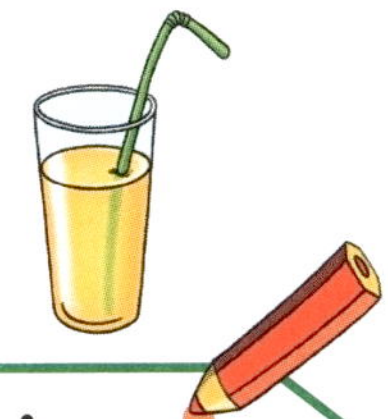

O•li | Lo•lli | Li•mo

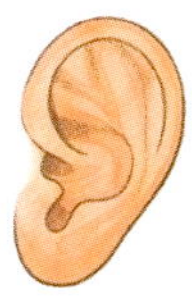
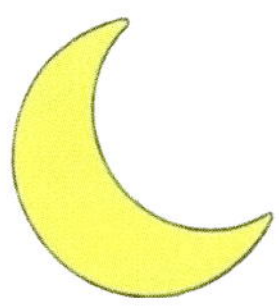
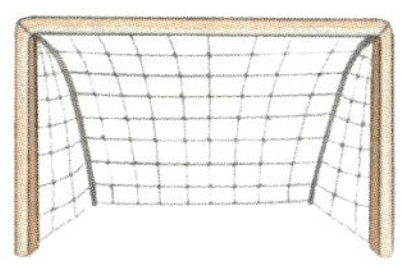
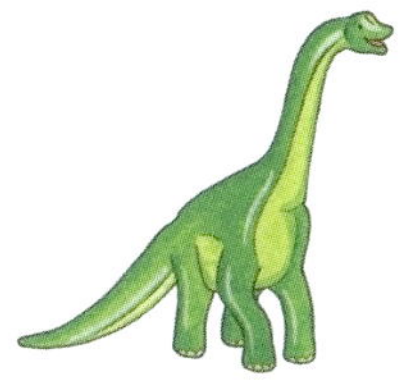

Ohr | Mond | Tor | Di•no

Hör zu. Zeige. Sprich nach. Male an.

Aa

Wo ist A a ?

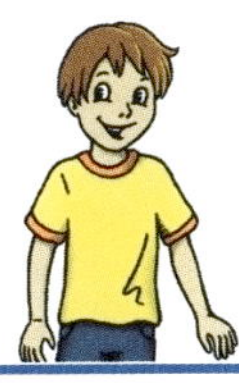
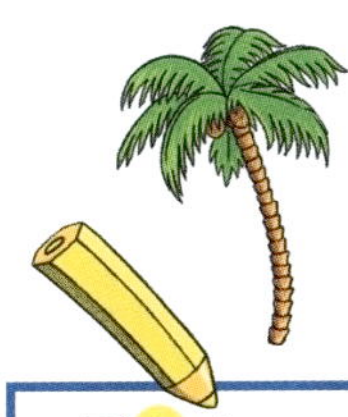
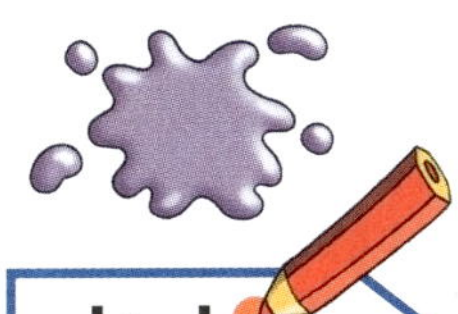

Ali | Pal•me | li•la

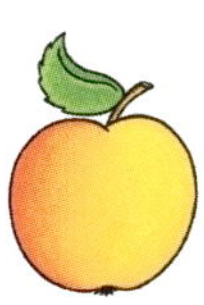
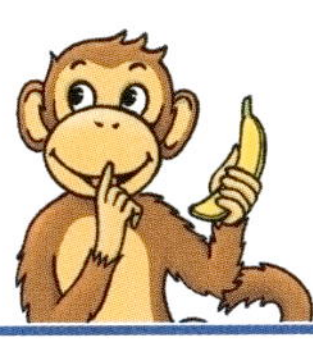
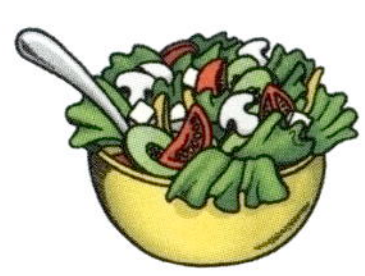
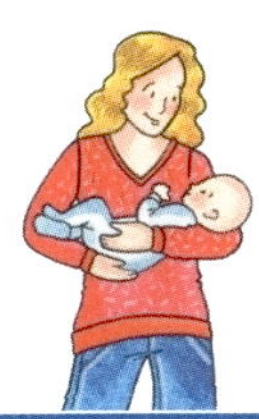

Ap•fel | A•ffe | Sa•lat | Ma•ma

Abc ...

Lies. Male an.

Wo ist Li li lo la ?

Lo

li lo la

Li Lo La

lo li

la li La

Lo

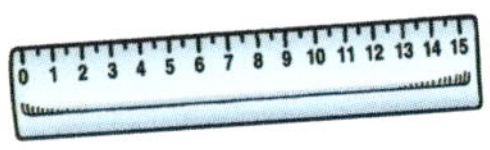

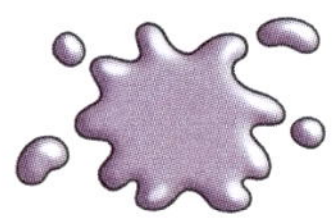

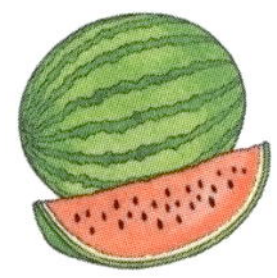

Li•ne•al li•la Me•lo•ne

Nn

Hör zu. Zeige. Sprich nach. Male an.

Wo ist N n?

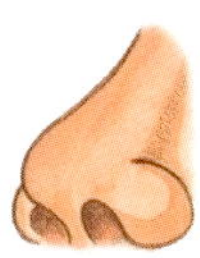

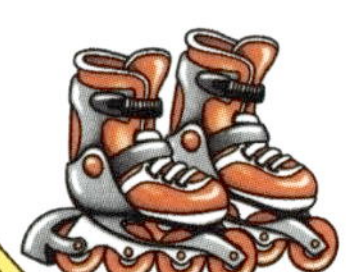

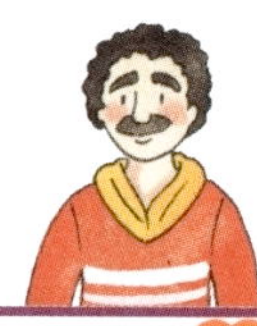

Na•se In•li•ner Mann

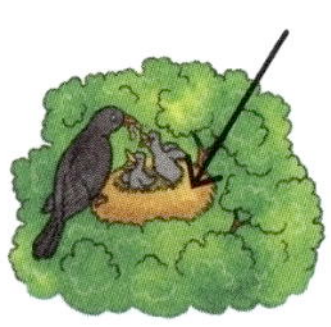

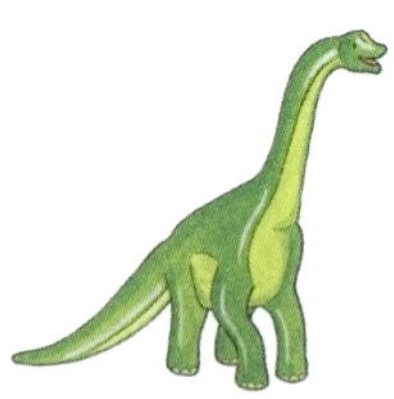

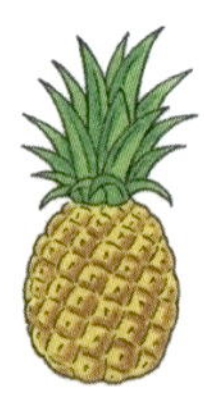

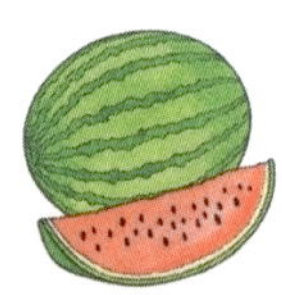

Nest	Di•no	A•na•nas	Me•lo•ne

Lies. Male an.

Abc …

Wo ist In na no ?

na

na in In in in

no no no

In In

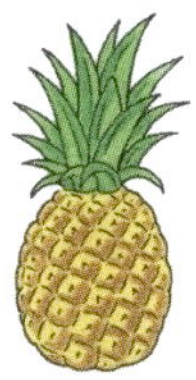 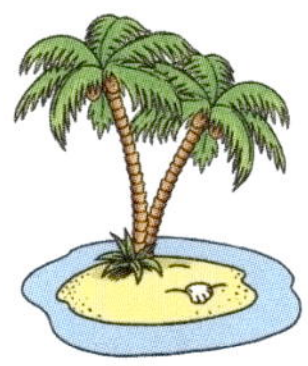 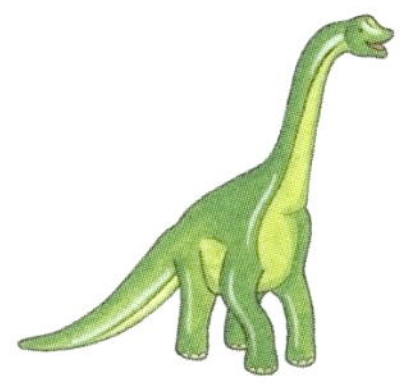

A•na•nas In•sel Di•no

Hör zu. Zeige. Sprich nach. Male an.

Tt

Wo ist T t ?

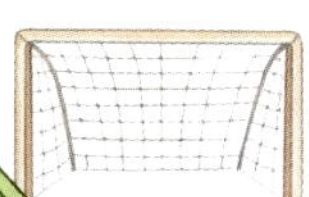 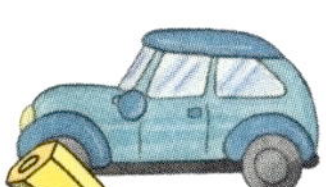 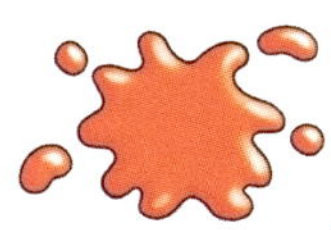

Tor Au•to rot

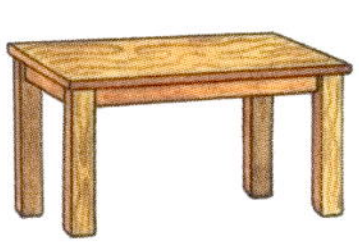 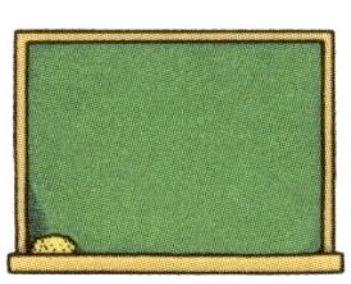 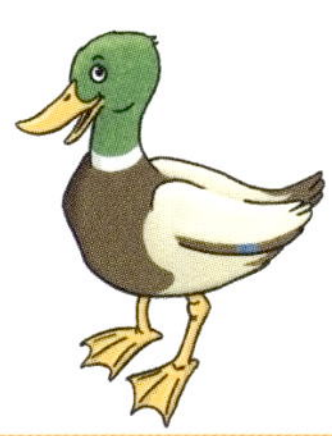 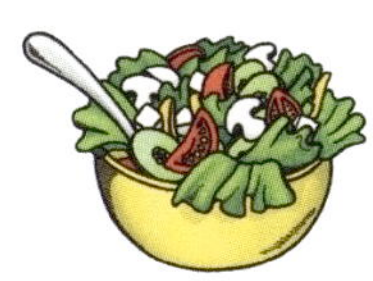

Tisch Ta•fel En•te Sa•lat

Ee

Hör zu. Zeige. Sprich nach. Male an.

Wo ist E e?

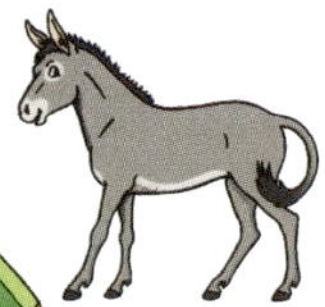
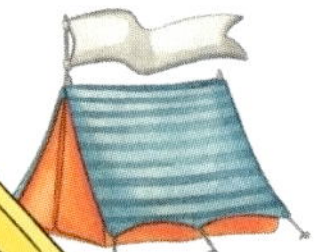
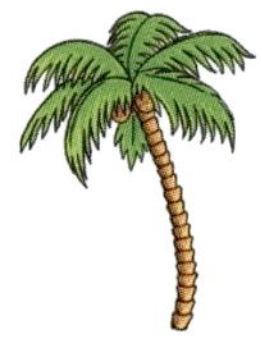

E•sel | Zelt | Pal•me

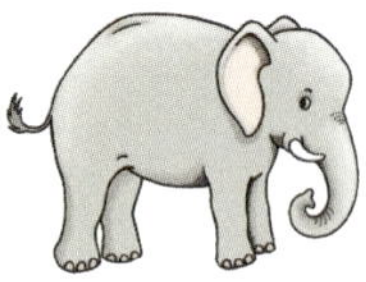
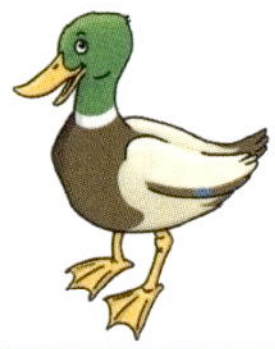
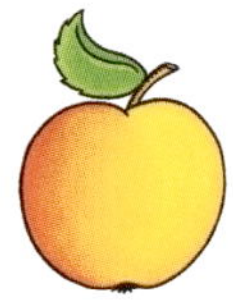
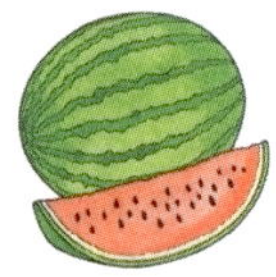

E•le•fant | En•te | A•pfel | Me•lo•ne

Abc …

Lies. Male an.

Wo ist En le ne ?

le

ne

le

le

En

ne

En

ne

en

en

en

ne

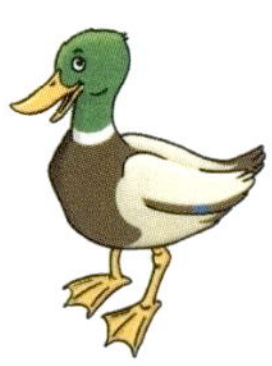
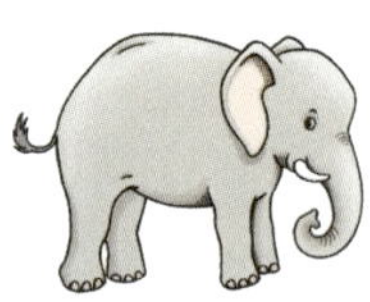

En•te E•le•fant Me•lo•ne

Mm

Hör zu. ▸ Zeige. ▸ Sprich nach. ▸ Male an.

Wo ist M m ?

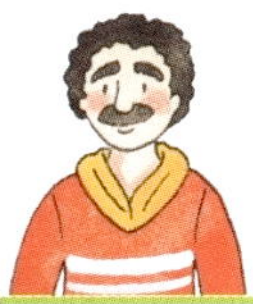
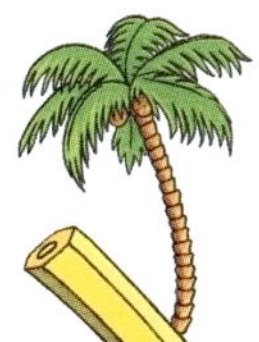
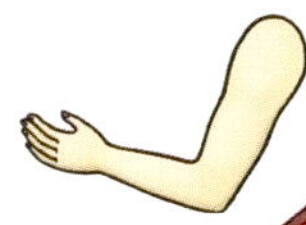

Mann | Pal•me | Arm

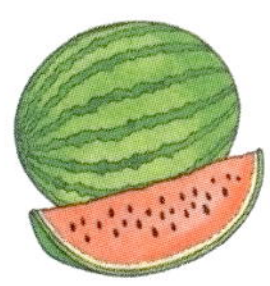
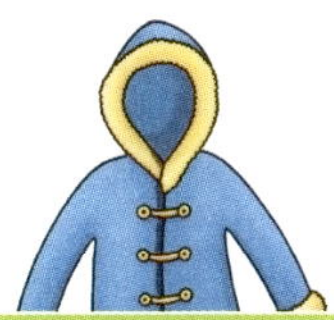
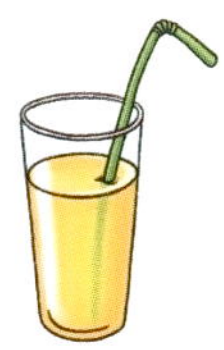
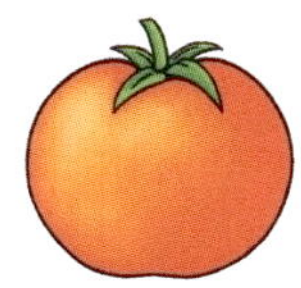

Me•lo•ne | Man•tel | Li•mo | To•ma•te

Abc …

Lies. ▸ Male an.

Wo ist Mu ma me ?

me Me

me ma ma

Me Mu

Mu ma me

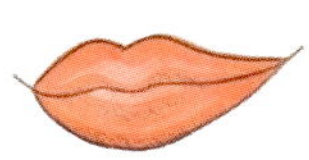
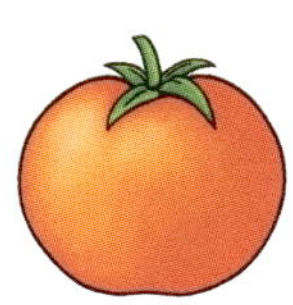
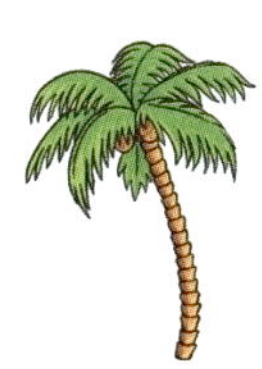

Mund To•ma•te Pal•me

Abc ...

Lies. Schreibe.

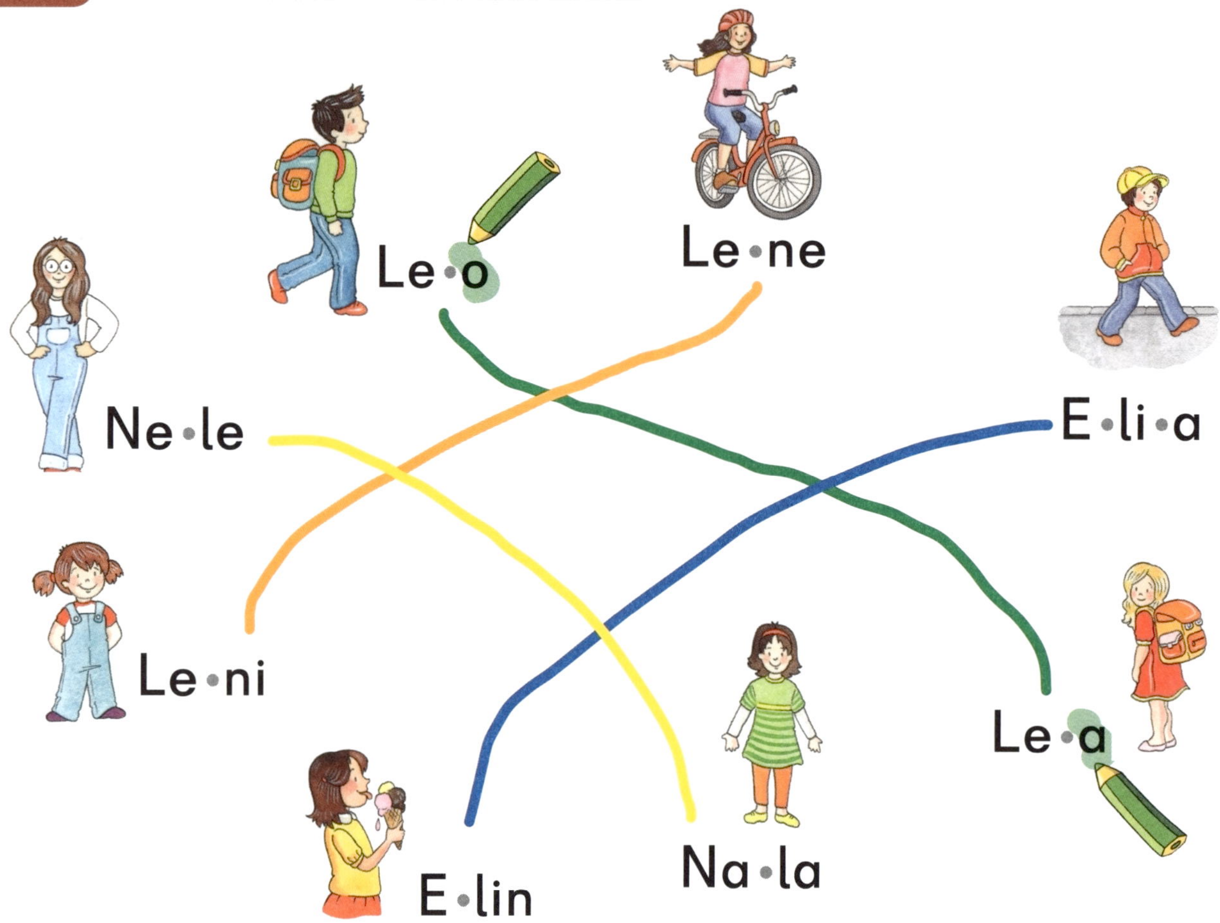

Lea nimmt Leo mit.

Lene nimmt Leni mit.

Nele nimmt Nala mit.

Elin nimmt Elia mit.

Hör zu. Zeige. Sprich nach. Male an.

Ss

Wo ist S s ?

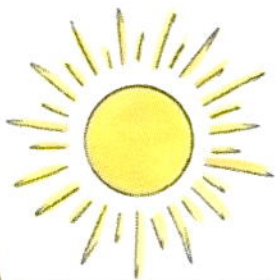
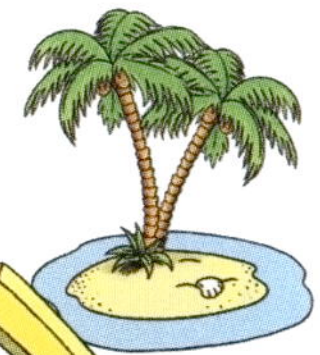
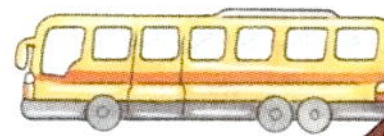

So•nne | In•sel | Bus

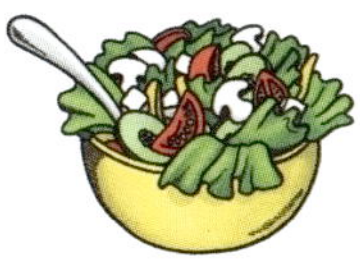
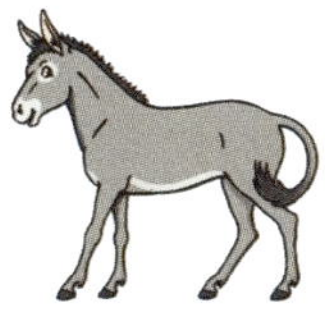
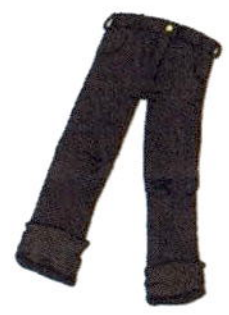
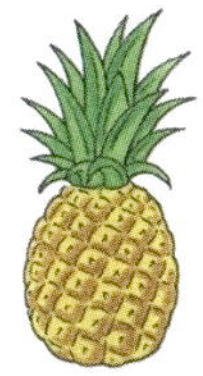

Sa•lat | E•sel | Ho•se | A•na•nas

Lies. Male an.

Abc ...

Wo ist Sa sen se?

sen

se

Sa se Sa Se sa se

sen sen Sa

Se

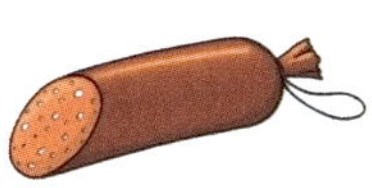
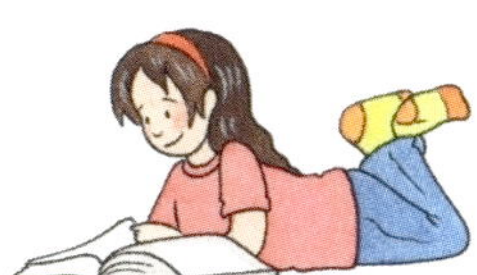
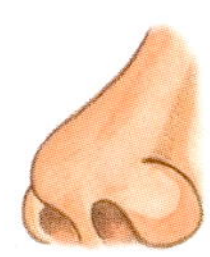

Sa•la•mi | le•sen | Na•se

Rr

Hör zu. Zeige. Sprich nach. Male an.

Wo ist R r?

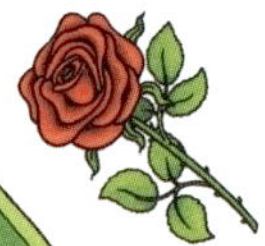 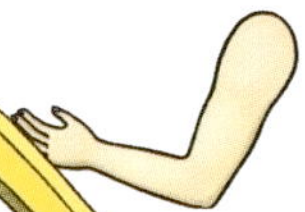 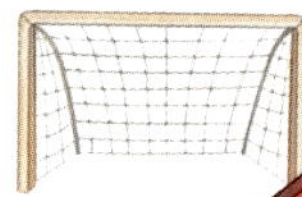

Ro•se | Arm | Tor

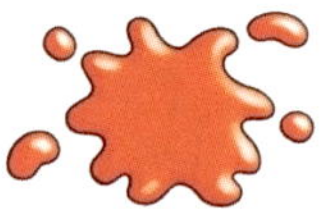 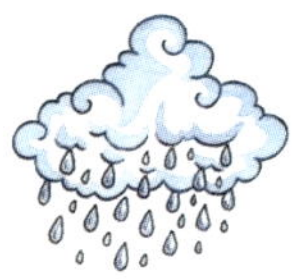 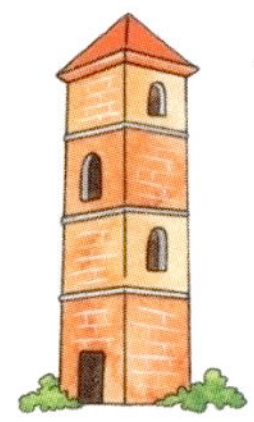 

rot | Re•gen | Turm | Tor•te

Abc …

Lies. Male an.

Wo ist re er or ?

Or er

or er or

re er re or or

Or

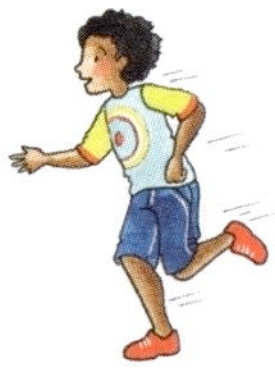 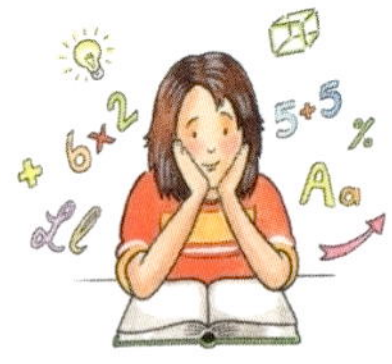 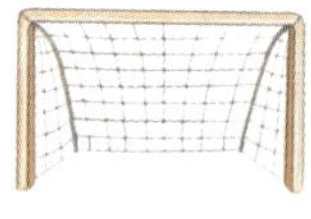

re•nnen | ler•nen | Tor

Hör zu. ▶ Sprich nach. ▶ Lies. ▶ Schreibe.

Abc …

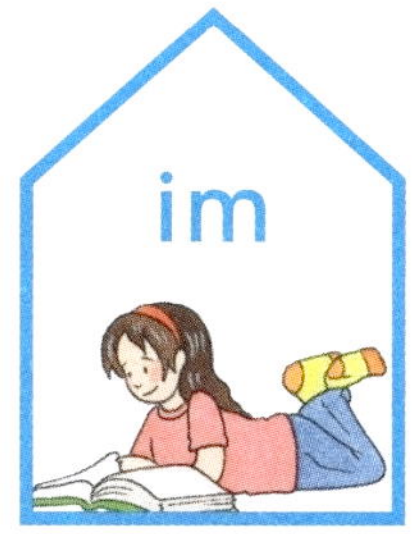

E•lla ist im 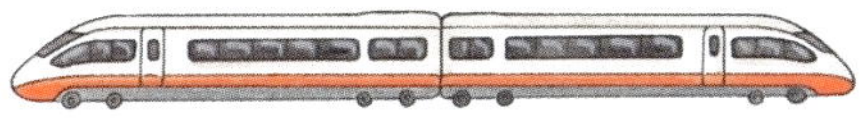 .

Mi•mi ist im 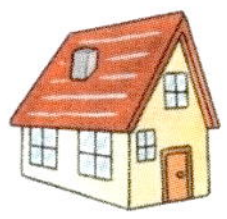 .

Ma•ma ist im 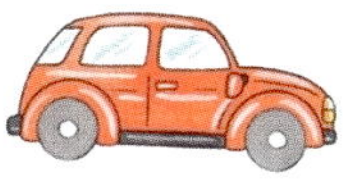 .

O•ma ist im 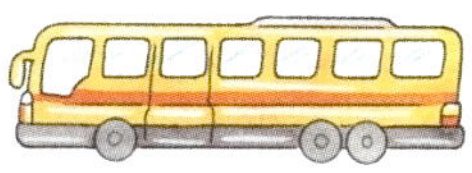 .

La•ra ist im Tor 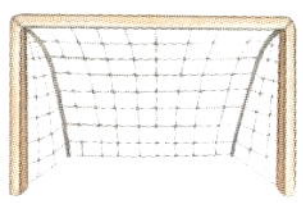 .

L______ i______ i____ T____ .

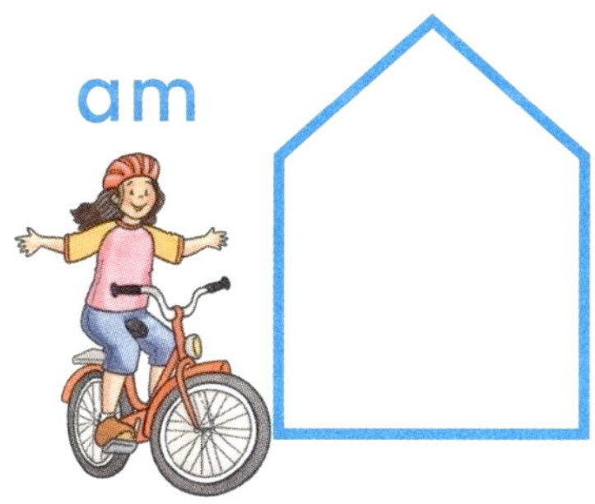

I•na ist am 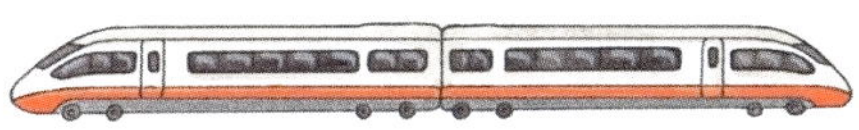 .

Mi•ra ist am 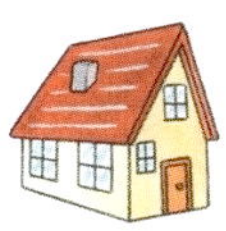 .

Ma•ma ist am 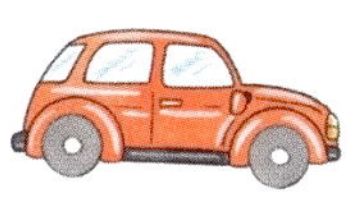 .

O•ma ist am 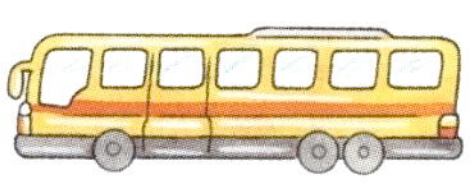 .

Em•re ist am Tor 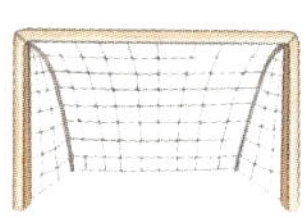 .

E______ i______ a____ T____ .

Dd

Hör zu. Zeige. Sprich nach. Male an.

Wo ist D d?

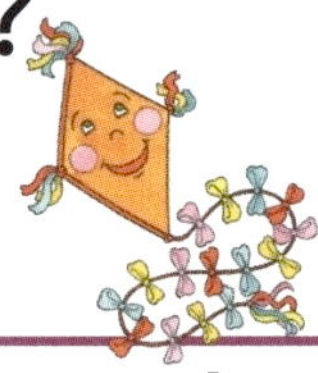

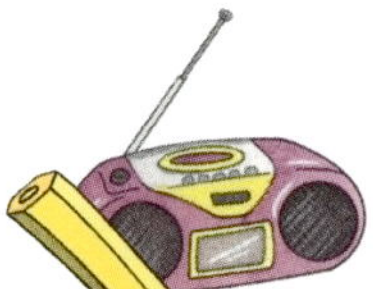

der Dra•chen | das Ra•di•o | der Mond

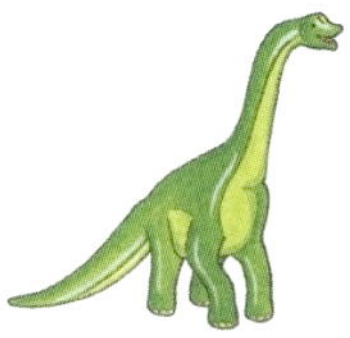

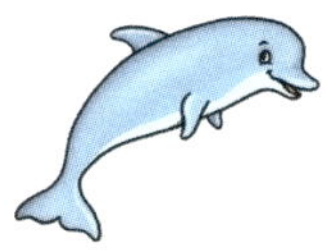

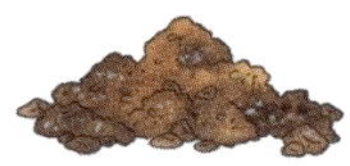

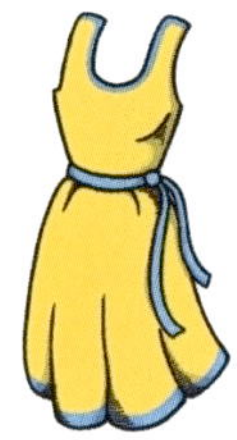

der Di•no | der Del•fin | die Er•de | das Kleid

Abc...

Lies. Male an.

Wo ist der die das ?

die

die der

der

der das das

das

das

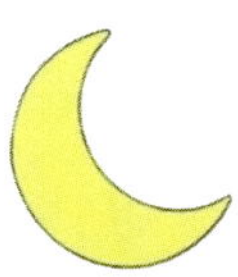

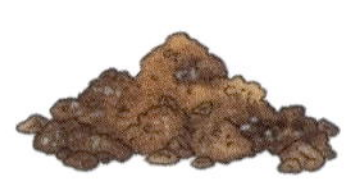

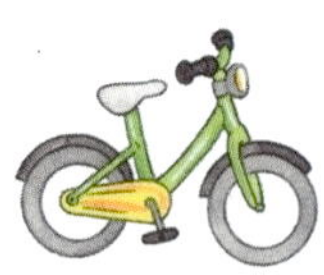

der Mond die Er•de das Fahr•rad

Ei ei

Hör zu. Zeige. Sprich nach. Male an.

Wo ist Ei ei ?

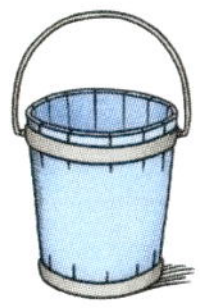

der Ei•mer

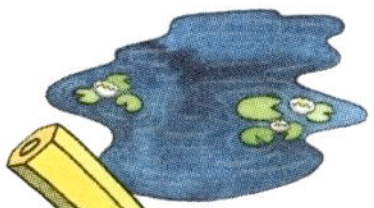

der Teich

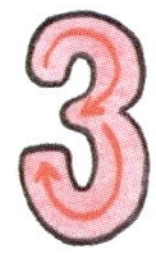

drei

das Eis

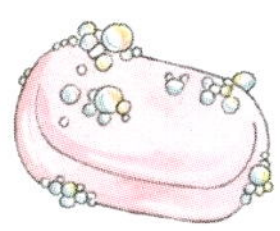

die Sei•fe

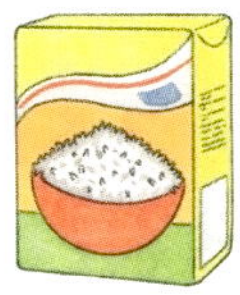

der Reis

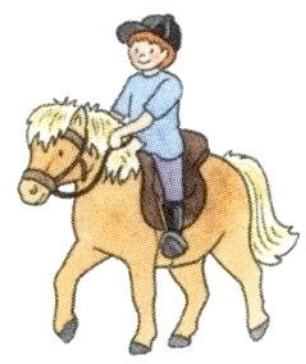

rei•ten

Lies. Male an.

Abc ...

Wo ist ein ei•ne drei ?

ein drei

drei

ein ei•ne

drei ei•ne

ein

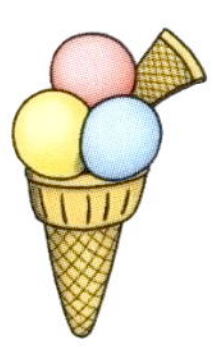

ein Eis

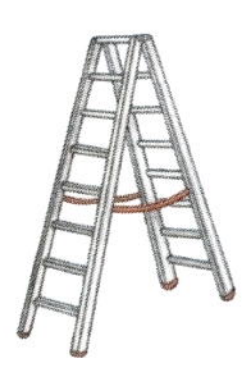

ei•ne Lei•ter

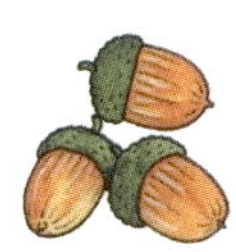

drei Ei•cheln

Bb

Hör zu. ▶ Zeige. ▶ Sprich nach. ▶ Male an.

Wo ist B b?

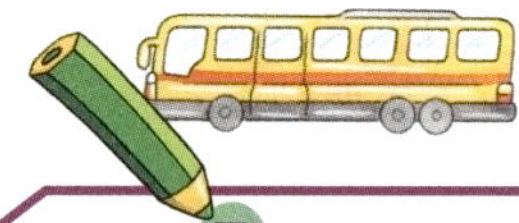
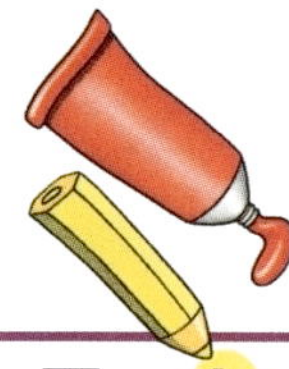
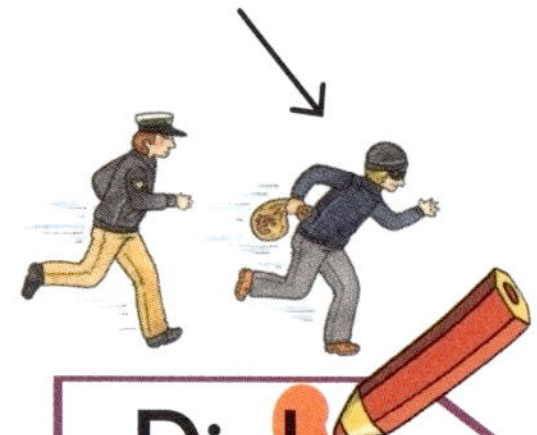

der Bus | die Tu•be | der Dieb

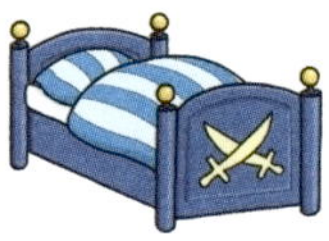
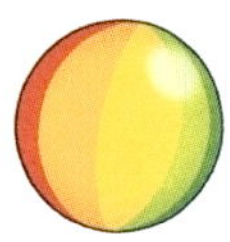
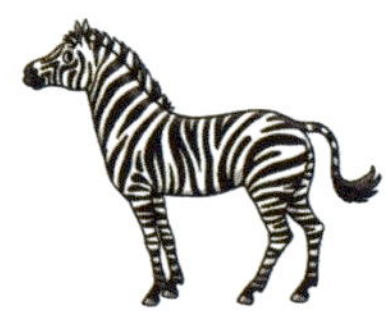
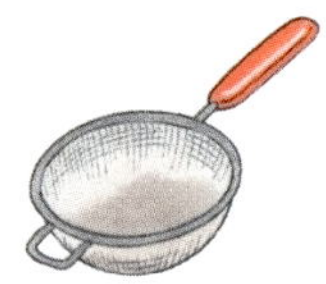

das Bett | der Ball | das Ze•bra | das Sieb

Abc …

Lies. ▶ Male an.

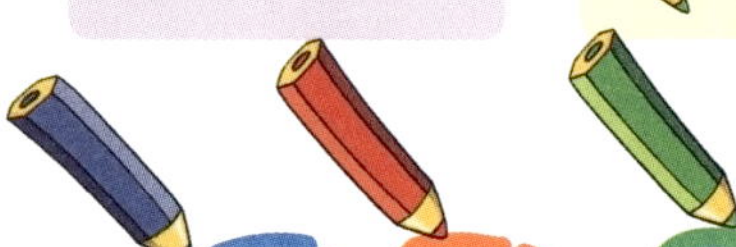

Wo ist Ba Bl Be?

Bl

Be

Be

Ba

Bl

Ba

Bl

Be

Be

Ba

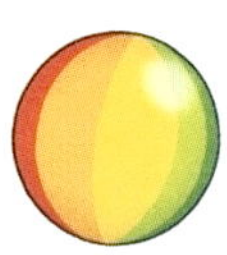
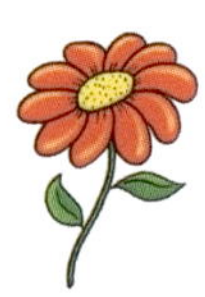
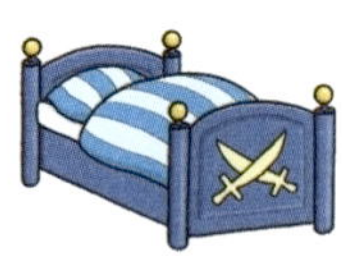

der Ball | die Blu•me | das Bett

Lies. ▸ Male an.

Abc …

Wo ist Hu Ho He ?

Ho He

Ho He

He Ho

Hu Hu Ho He Ho

Hu

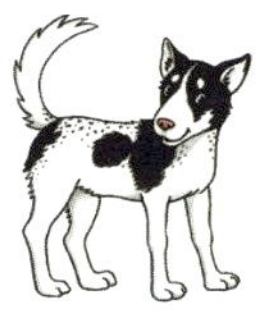 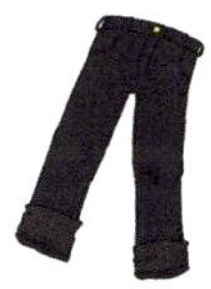 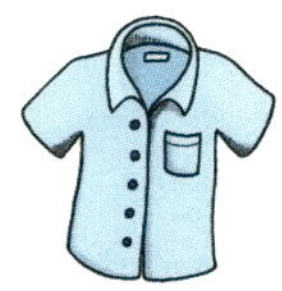

der Hund die Ho•se das Hemd

Lies. ▸ Schreibe.

Abc …

Hier ist der Hund. 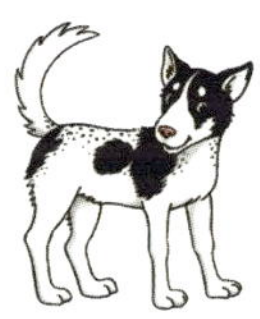

H______ i____ d____ H_________.

Hier ist die Ho•se. 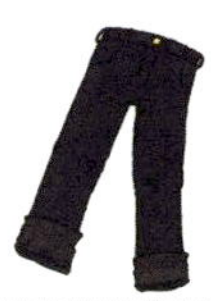

H______ i____ d____ H_________.

Abc …

Lies. ▸ Male an.

Wo ist och ech ach ich ?

ich

och ech ach ech

ech ich ach

och ich och ech

der Koch

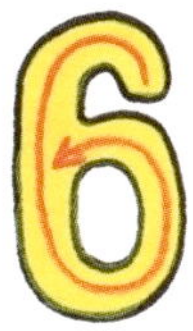
sechs

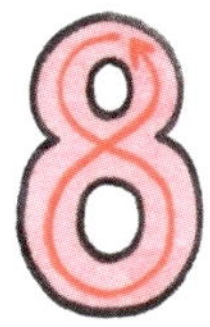
acht

das Licht

Abc …

Lies. ▸ Schreibe.

Es ist Nacht. 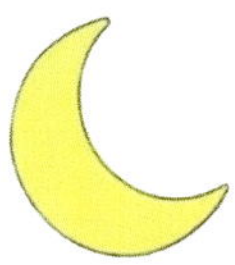

E___ i___ N_______.

Mach das Licht an! 

M_____ d___ L______ a___!

Hör zu. ▶ Zeige. ▶ Sprich nach. ▶ Male an.

Ff

Wo ist F f ?

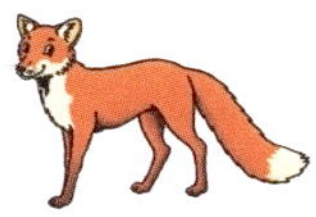

der Fuchs

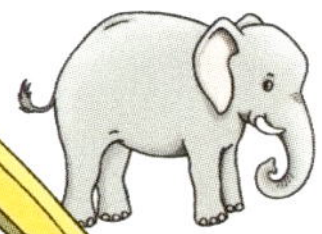

der E·le·fant

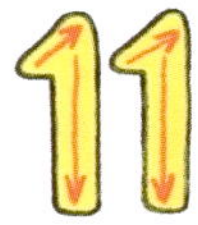

elf

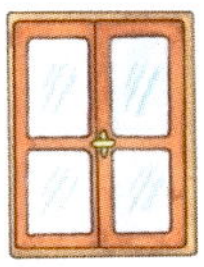

das Fen·ster

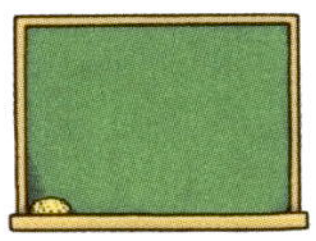

die Ta·fel

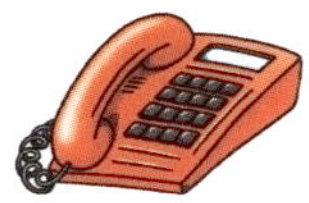

das Te·le·fon

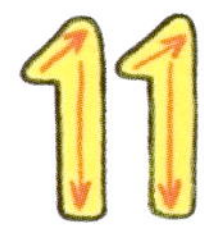

elf

Lies. ▶ Male an.

Abc ...

Wo ist Fi Fa Fe ?

Fi

Fe

Fi Fa Fe

Fi Fa Fe

Fi Fa Fe

Fa

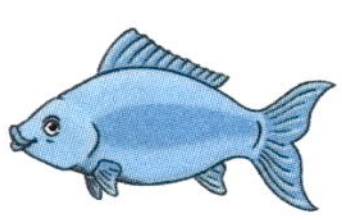

der Fisch

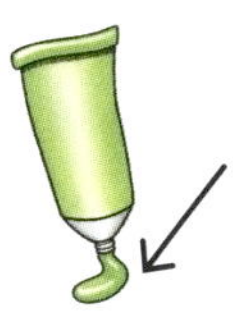

die Far·be

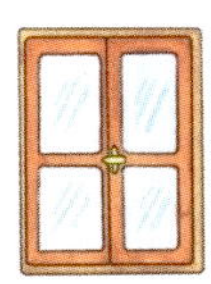

das Fen·ster

Kk

Hör zu. Zeige. Sprich nach. Male an.

Wo ist K k?

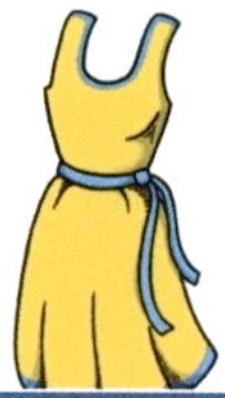
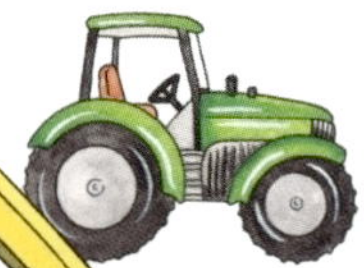
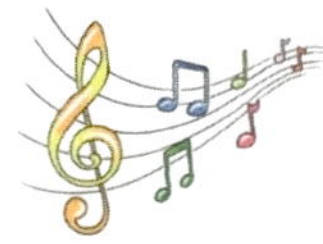

das Kleid | der Trak•tor | die Mu•sik

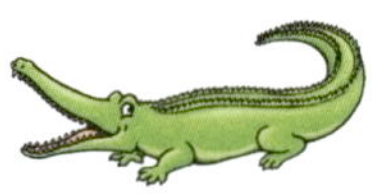
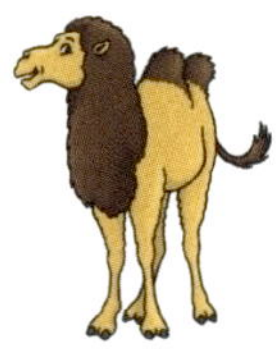
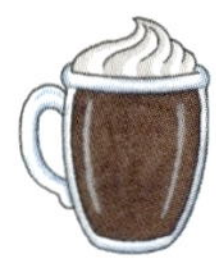
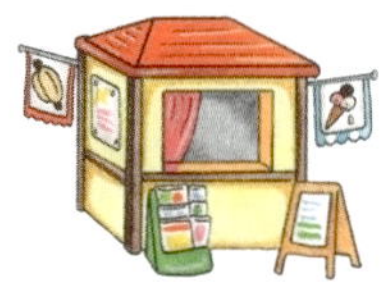

das Kro•ko•dil | das Ka•mel | der Ka•kao | der Ki•osk

Abc ...

Lies. Male an.

Wo ist Ko Ke Kro?

Ko Kro Ke Ko Ke Kro Ko Ko Ke Kro Kro

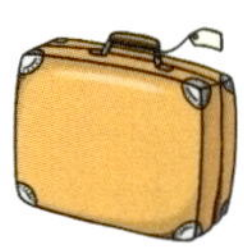
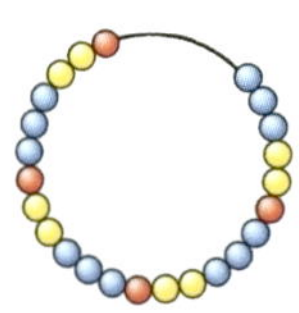
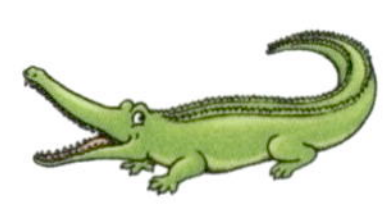

der Ko•ffer | die Ke•tte | das Kro•ko•dil

Hör zu. Zeige. Sprich nach. Male an.

Wo ist Sch sch ?

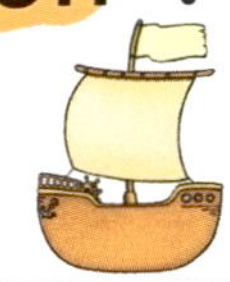 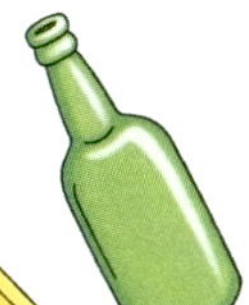 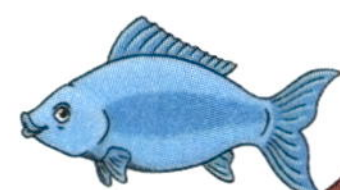

das Schiff | die Fla•sche | der Fisch

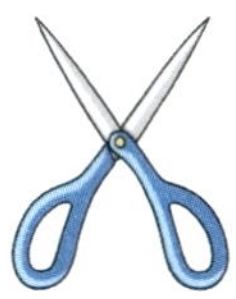 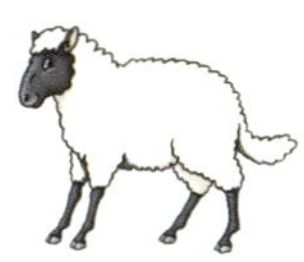 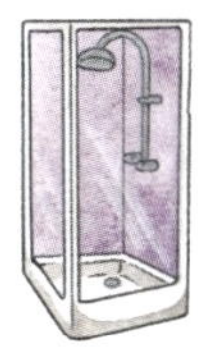 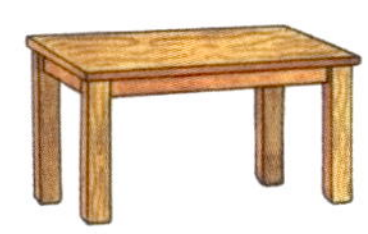

die Sche•re | das Schaf | die Du•sche | der Tisch

Abc ...

Lies. Male an.

Wo ist Scha Schu Schi ?

Scha

Schi

Scha Schu

Schu Schi

Schi Schu

Scha Schu Scha

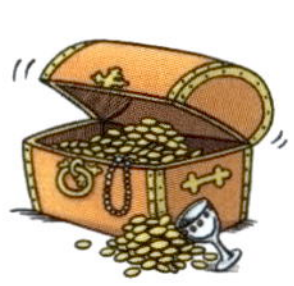 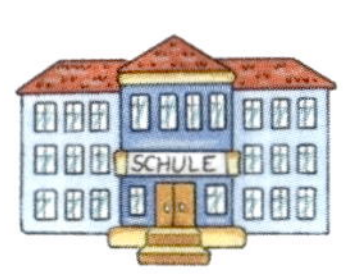 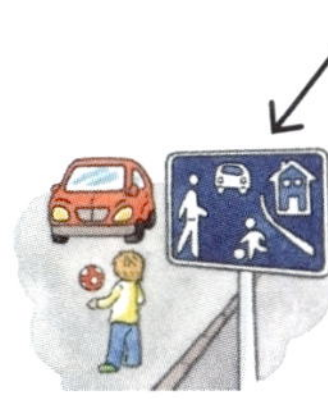

der Schatz | die Schu•le | das Schild

Abc …

Lies. ▸ Male an.

Wo ist schl schn schr schw ?

schl

schn schl schr

schw schl

schr schn schr schw

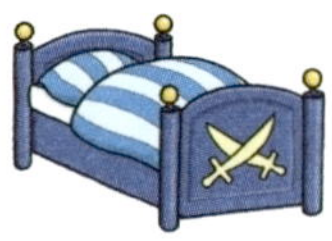 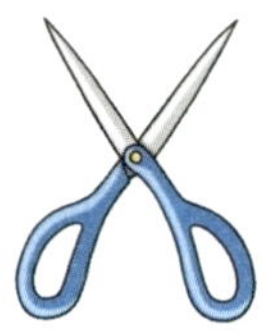 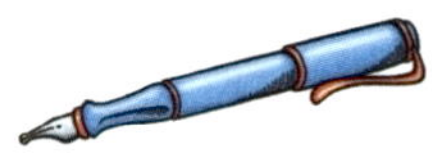 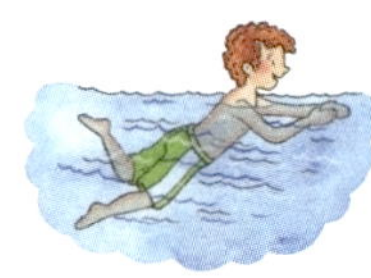

schla•fen schnei•den schrei•ben schwi•mmen

Abc …

Lies. ▸ Schreibe.

Ich kann schla•fen. Ich schla•fe.

I____ sch__________ .

Ich kann schwi•mmen. Ich schwi•mme.

I____ sch____________ .

Hör zu. Zeige. Sprich nach. Male an.

Au

Wo ist Au au ?

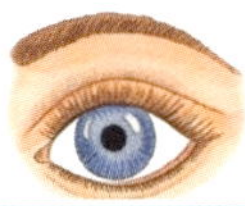 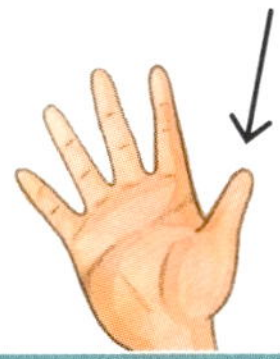 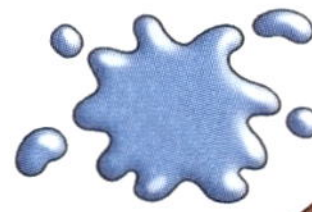

das Au•ge | der Dau•men | blau

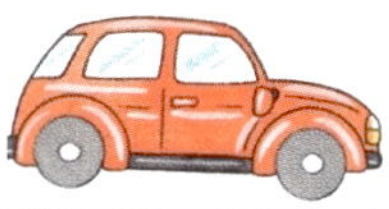 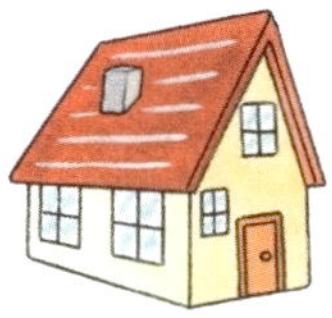 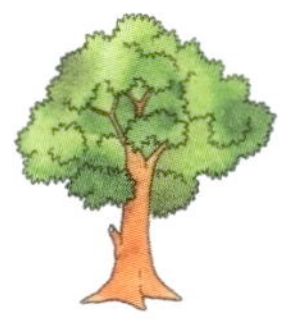 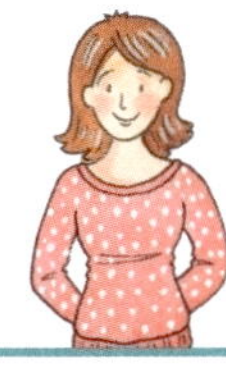

das Au•to | das Haus | der Baum | die Frau

Lies. Male an.

Abc ...

Wo ist Tau Mau Hau ?

Mau

Tau

Tau

Hau

Mau

Hau Mau

Tau

Hau

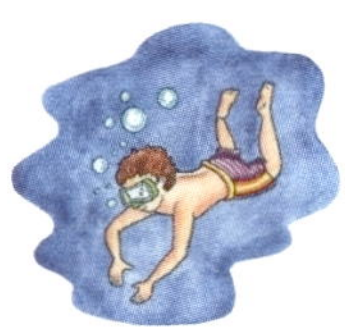 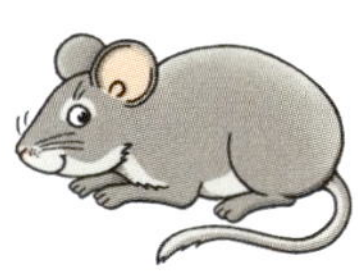 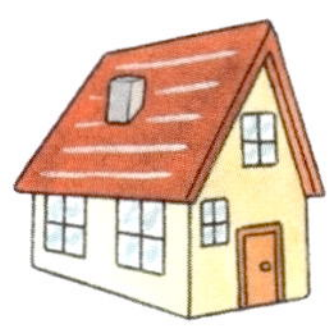

der Tau•cher | die Maus | das Haus

Abc … Lies. ▸ Male an.

Wo ist We Wo Wa ?

Wa

Wo

Wo

We

We

Wa

Wo

Wa

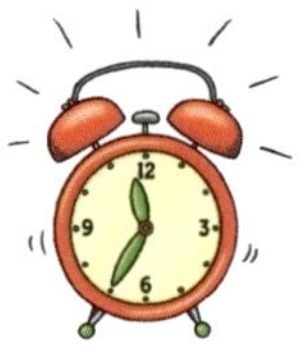

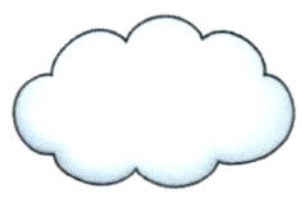

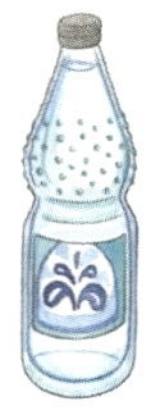

der We•cker die Wol•ke das Wa•sser

Abc … Lies. ▸ Schreibe.

Das Kind lacht.

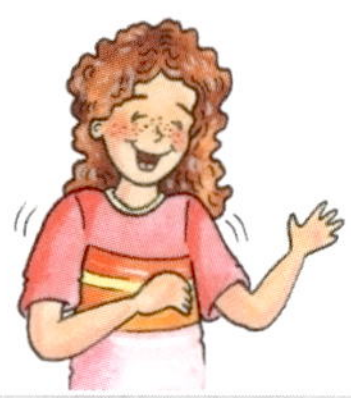

D___ K______ l________ .

Das Kind weint.

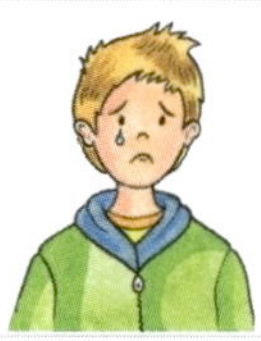

D___ K______ w________ .

Hör zu. ▸ Zeige. ▸ Sprich nach. ▸ Male an.

Z z

Wo ist Z z ?

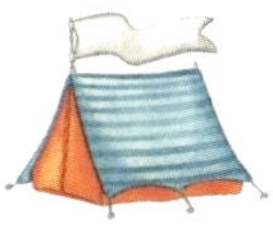

das Zelt

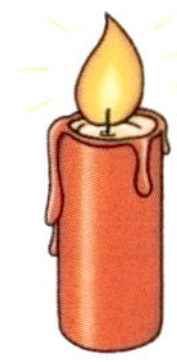

die Ker•ze

das Herz

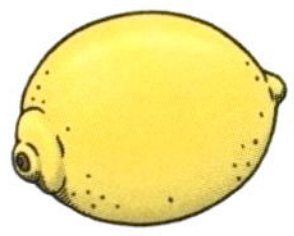

die Zi•tro•ne

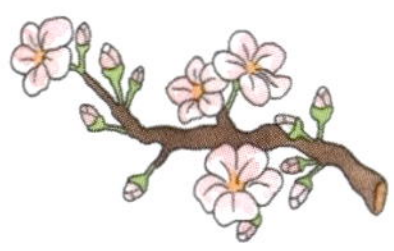

der Zweig

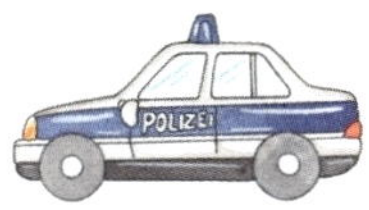

die Po•li•zei

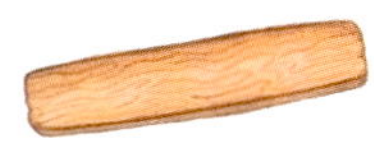

das Holz

Lies. ▸ Male an.

Abc…

Wo ist Zau Za Ze ?

Za

Zau

Zau

Ze

Za

Zau

Ze

Ze

Za

Zau

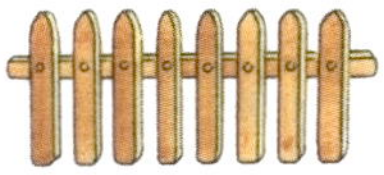

der Zaun

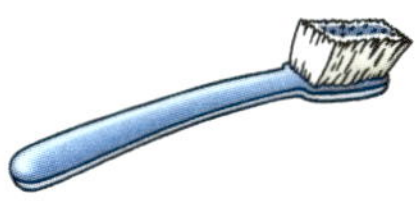

die Zahn•bür•ste

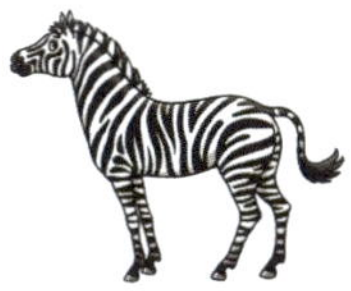

das Ze•bra

G g

Hör zu. Zeige. Sprich nach. Male an.

Wo ist G g?

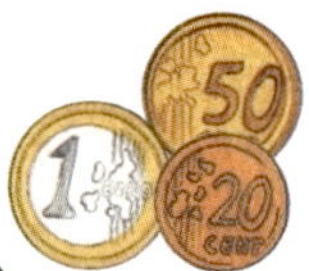

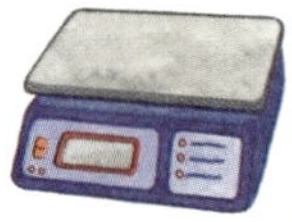

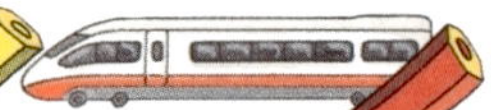

das Geld | die Waa·ge | der Zug

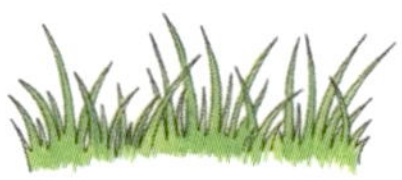

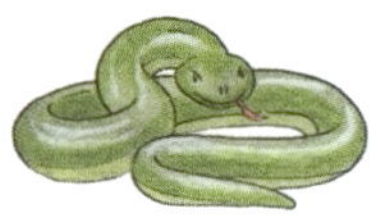

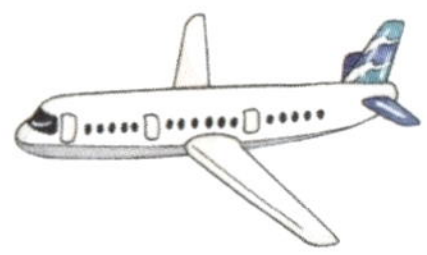

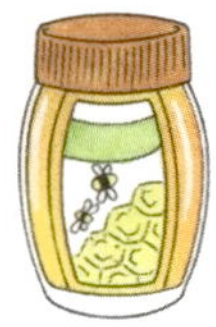

das Gras | die Schlan·ge | das Flug·zeug | der Ho·nig

Abc …

Lies. Male an.

Wo ist ger gel ge?

ger

ger ge ge

gel

gel ger ge

ge

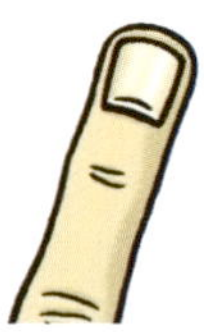

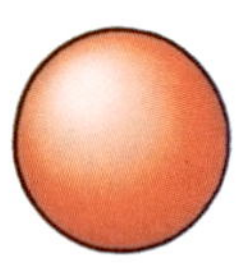

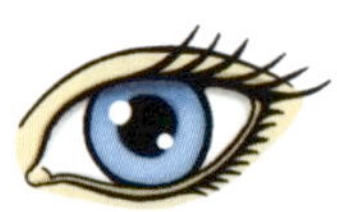

der Fin·ger | die Ku·gel | das Au·ge

Hör zu. ▸ Zeige. ▸ Sprich nach. ▸ Male an.

Pp

Wo ist P p ?

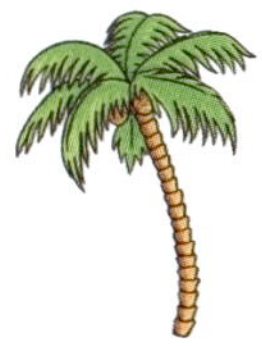

die Pal•me | die Am•pel | der Stopp

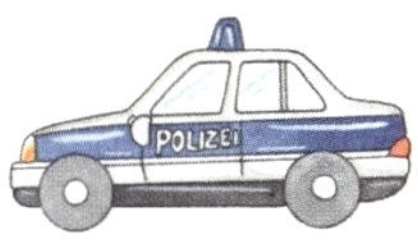

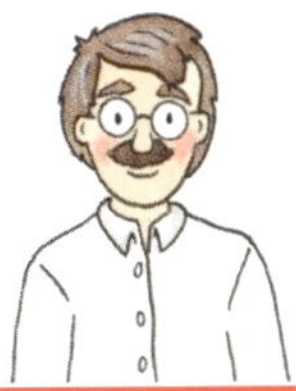

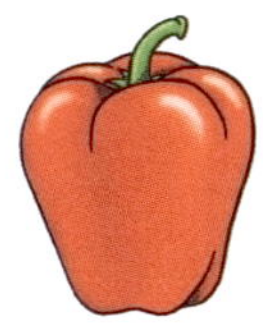

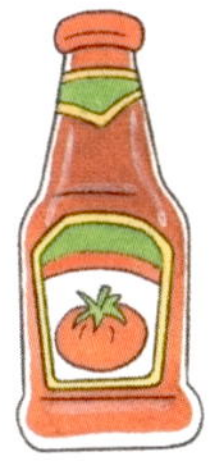

die Po•li•zei | der Pa•pa | die Pap•ri•ka | das Ket•chup

Lies. ▸ Male an.

Abc…

Wo ist Pu Per Pa ?

Pa Pu Pu Per Pa Per Per Pu Pu

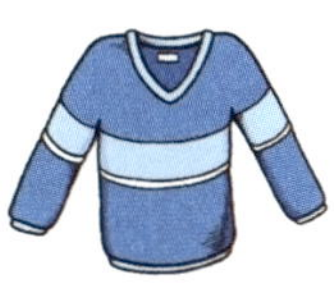

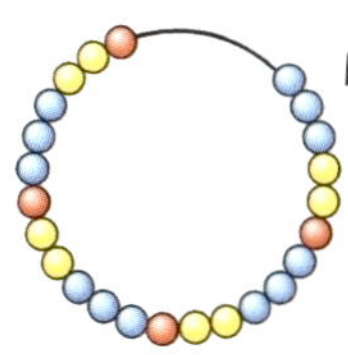

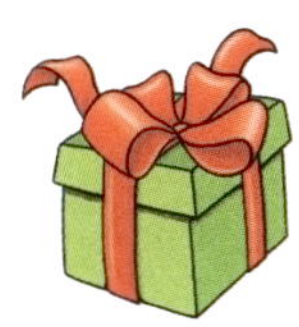

der Pu•lli | die Per•le | das Pa•ket

Abc … Lies. ▸ Male an.

Wo ist Ju Ja Jo ?

Jo

Ja

Ju Jo Ju

Jo Ja Jo Ja

Ju Ju

Ja

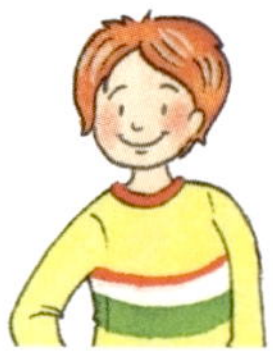

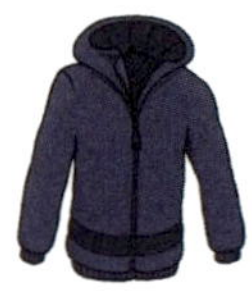

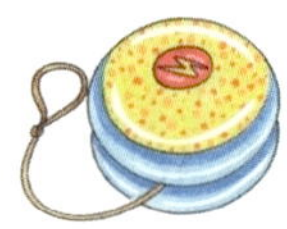

der Jun•ge die Ja•cke das Jo•jo

Abc … Lies. ▸ Schreibe.

Je•der mag Jo•ghurt.

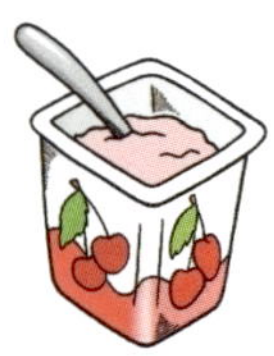

J______ m______ J____________.

Je•der hat ei•ne Ja•cke.

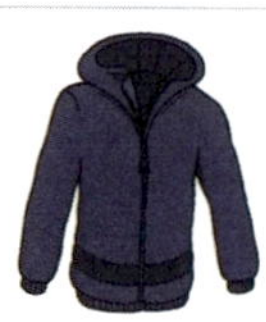

J______ h_____ e______ J__________.

Lies. ▸ Male an.

Abc …

Wo ist Vo Va Ver ?

Va Ver Va Ver Vo Va Vo Vo Va Vo Ver

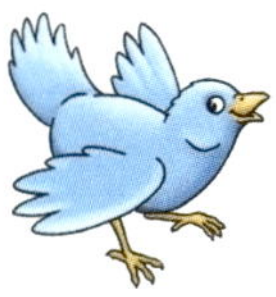 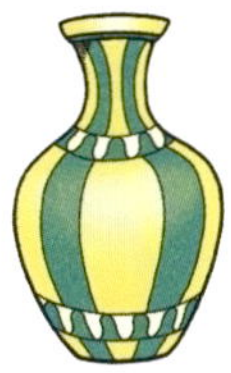 

der Vo•gel die Va•se das Ver•kehrs•zei•chen

Lies. ▸ Schreibe.

Abc …

Wo ist mein Va•ter?

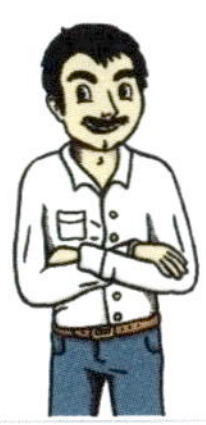

W__ i___ m_____ V_______ ?

Wo ver•steckst du dich?

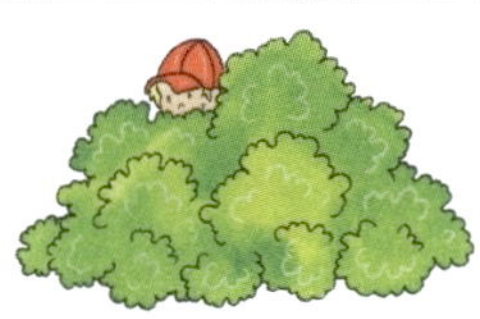

W__ v___________ d___ d_____ ?

Pf

Hör zu. ▸ Zeige. ▸ Sprich nach. ▸ Male an.

Wo ist Pf pf?

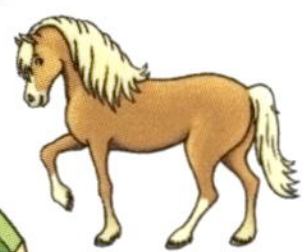
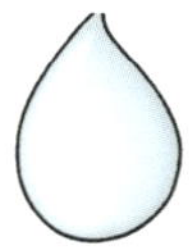
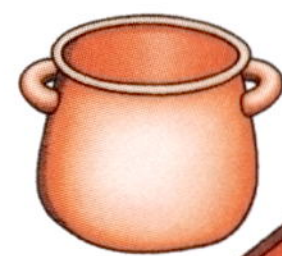

das Pferd	der Tro•pfen	der Topf

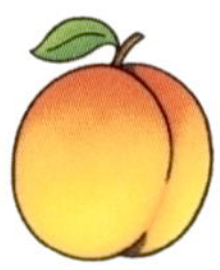
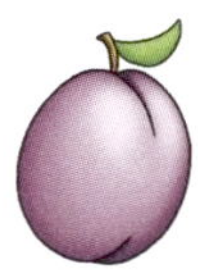
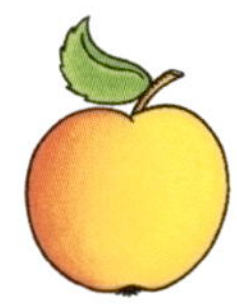

der Pfir•sich	die Pflau•me	der A•pfel	der Knopf

Abc ...

Lies. ▸ Schreibe.

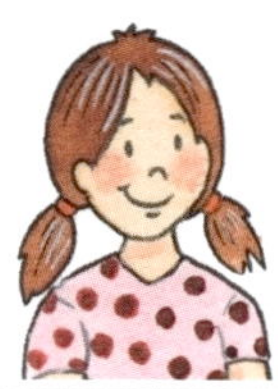

A•nna hat zwei Zö•pfe.

A_____ h_____ z_____ Z_____ .

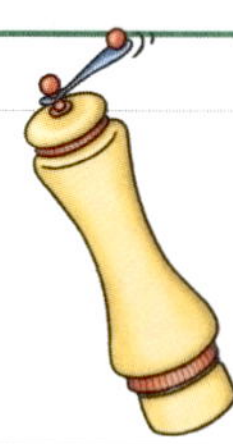

Wo ist der Pfe•ffer?

W__ i____ d____ P________ ?

Ää

Male an. ▸ Lies. ▸ Verbinde.

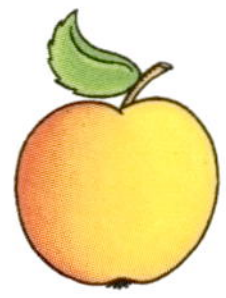	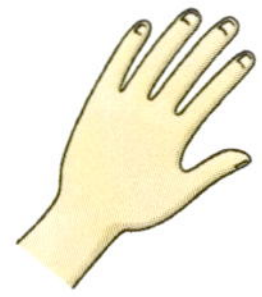	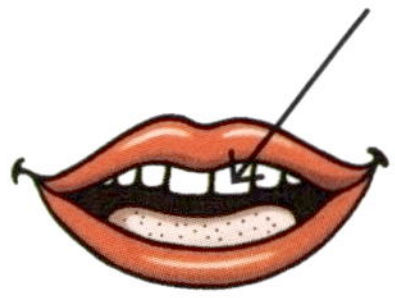	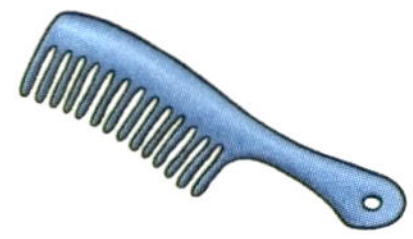	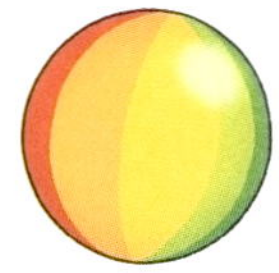
der A•pfel	die Hand	der Zahn	der Kamm	der Ball

zwei Hän•de	zwei Kä•mme	zwei Ä•pfel	zwei Bä•lle	zwei Zäh•ne

Lies. ▸ Schreibe.

Abc ...

Die Är•ztin ist nett.

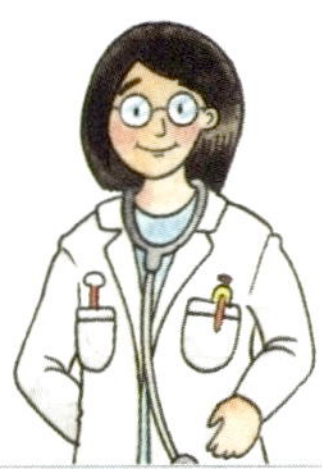

D___ Ä_______ i___ n_____.

O•pa rät gern Rä•tsel.

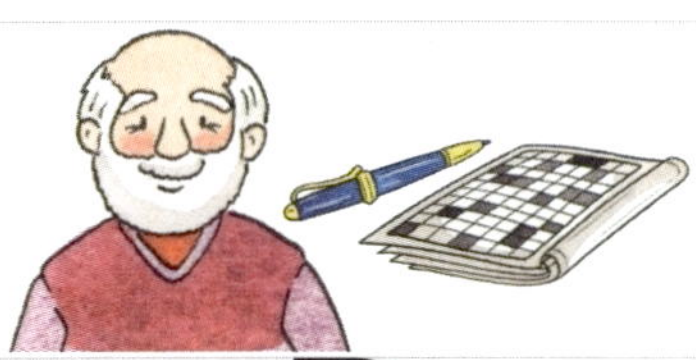

O_____ r_____ g_______ R_________.

Abc... Lies. ▸ Verbinde.

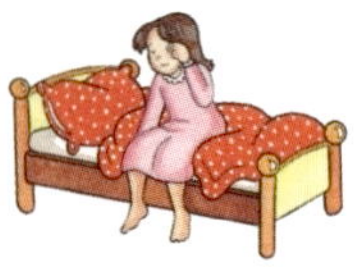
schla•fen

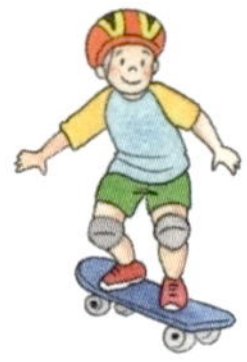
fah•ren

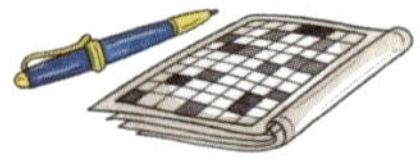
ra•ten

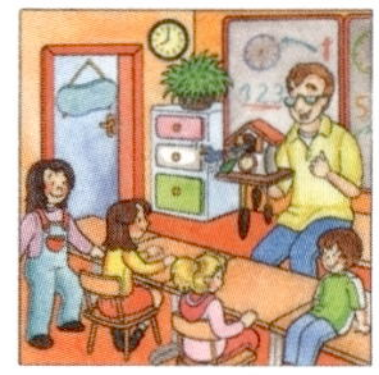
an•fan•gen

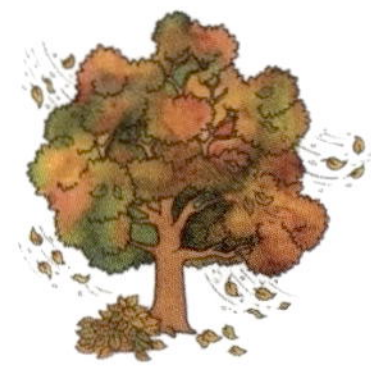
fa•llen

O•pa rät Rä•tsel.

Das Laub fällt vom Baum.

Li•sa schläft viel.

Die Schu•le fängt um 8 Uhr an.

Der Jun•ge fährt Skate•board.

Abc... Lies. ▸ Schreibe.

Wir schla•fen. Er schläft.

W___ s__________. E___ s__________.

Wir ra•ten. Sie rät.

W___ r__________. S___ r__________.

Male an. ▸ Lies. ▸ Verbinde.

Ö ö

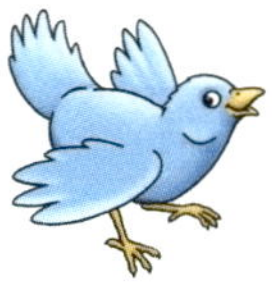 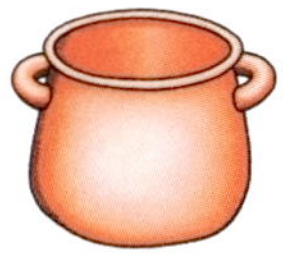 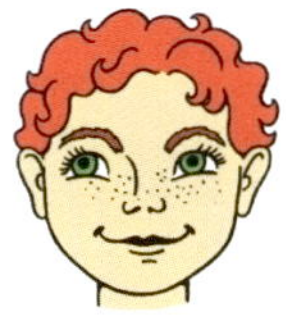  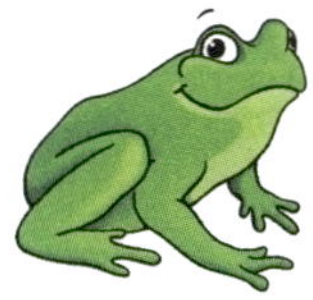

der Vo·gel	der Topf	der Kopf	der Knopf	der Frosch
zwei Tö·pfe	zwei Knö·pfe	zwei Vö·gel	zwei Frö·sche	zwei Kö·pfe

Lies. ▸ Schreibe.

Abc …

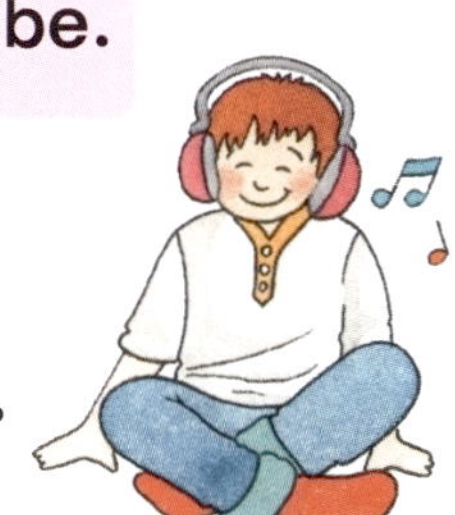

Luis hört Mu·sik.

L____ h______ M________ .

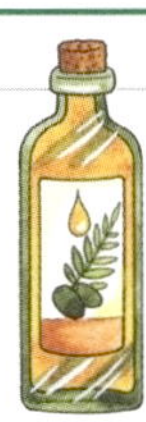

Wo ist das Öl?

W____ i_____ d_____ Ö_____?

Üü

Male an. Lies. Verbinde.

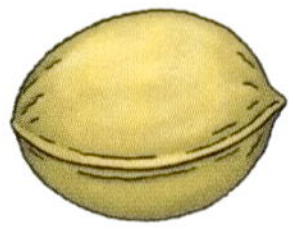
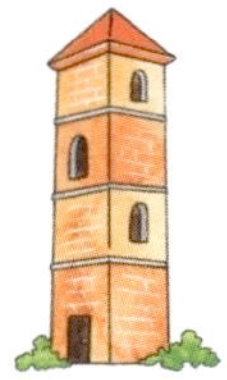
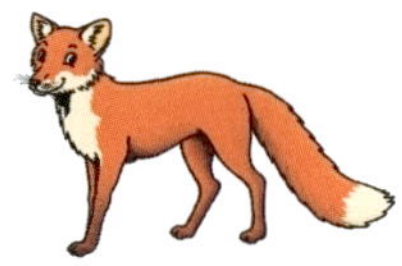
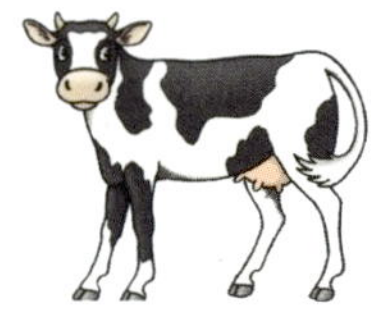

das Buch	die Nuss	der Turm	der Fuchs	die Kuh
zwei Tür•me	zwei Kü•he	zwei Fü•chse	zwei Bü•cher	zwei Nü•sse

Abc …

Lies. Schreibe.

Ma•ja liest Bü•cher.

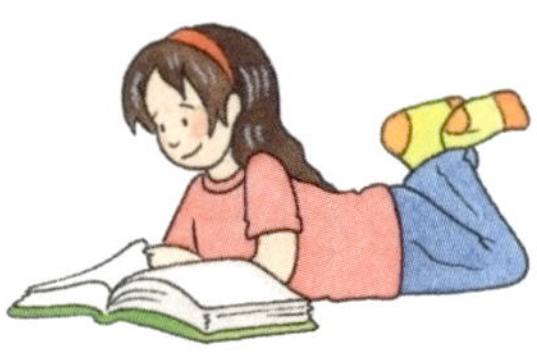

M______ l______ B__________.

Die Schü•ler ge•hen über den Über•gang.

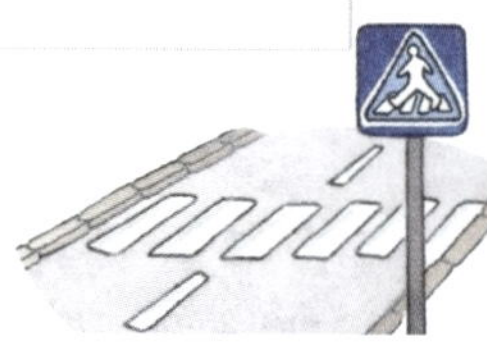

D____ S__________ g________

ü______ d____ Ü__________.

Male an. Lies. Verbinde.

Eu

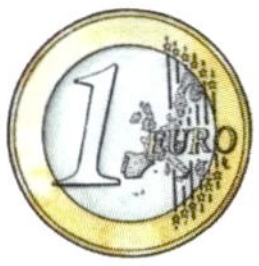	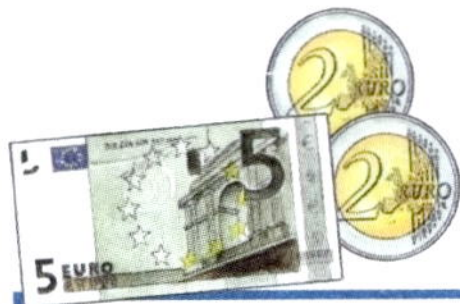	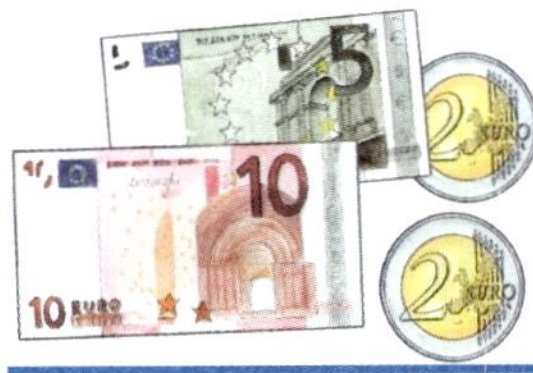	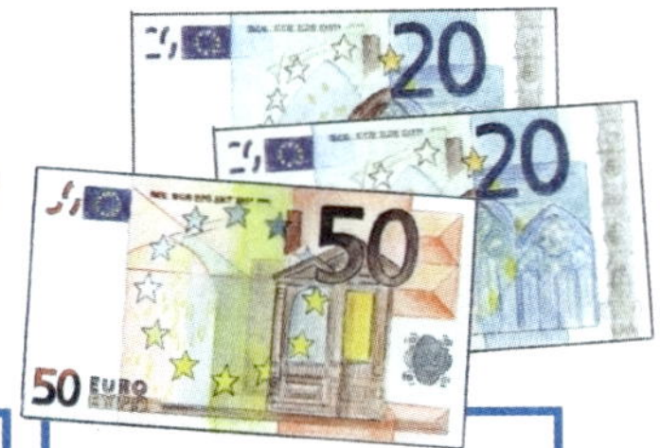
ein Eu•ro	neun Eu•ro	neun•zehn Eu•ro	neun•zig Eu•ro

neun Eu•ro 9 €	neun•zig Eu•ro 90 €	ein Eu•ro 1 €	neun•zehn Eu•ro 19 €

Lies. Schreibe.

Abc …

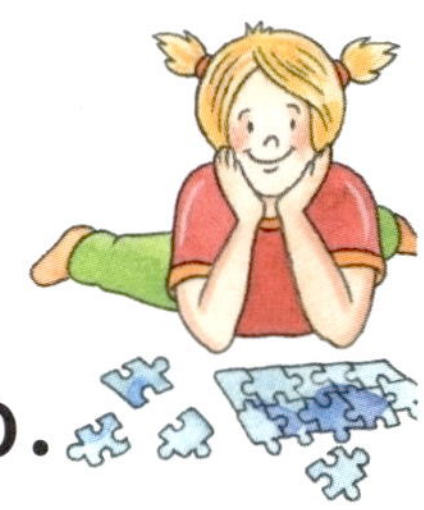

Das neu•e Puzzle kos•tet neun Eu•ro.

Toms Ge•schenk kos•tet neun•zehn Eu•ro.

St

Male an. Lies. Verbinde.

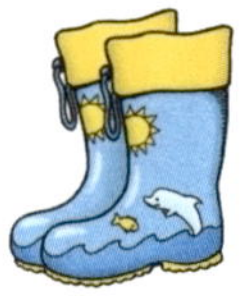  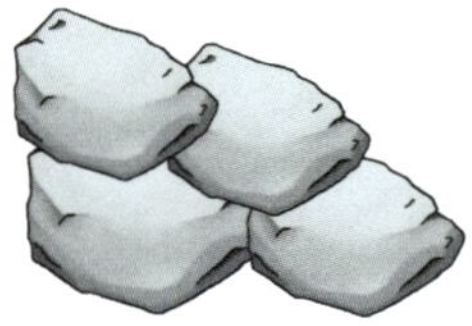 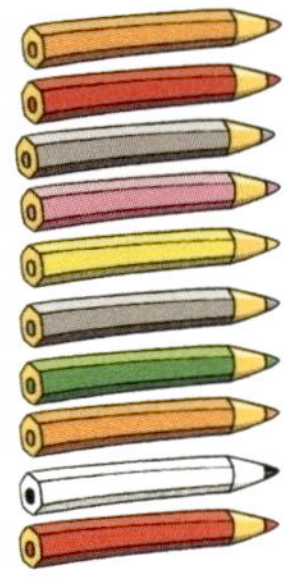

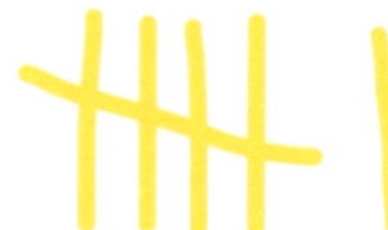

vier Stei•ne	sechs Stri•che	zwei Stie•fel	zehn Stif•te	drei Ster•ne

Abc ...

Lies. Schreibe.

Le•a und Le•o strei•ten.

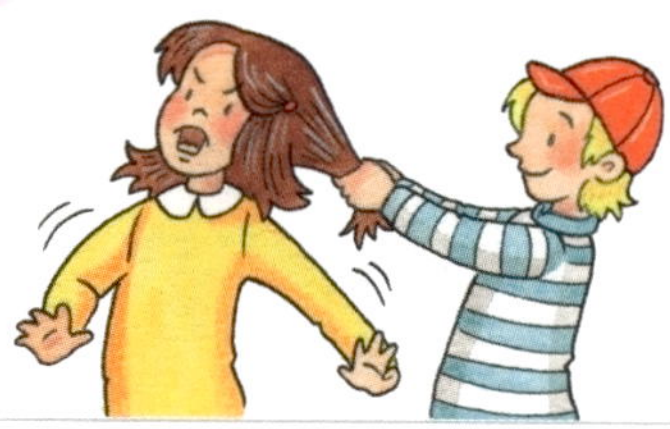

Sie strei•ten um den Stift.

Male an. Lies. Verbinde.

Sp

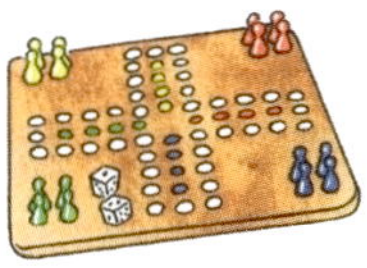 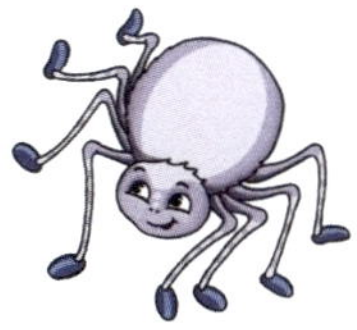 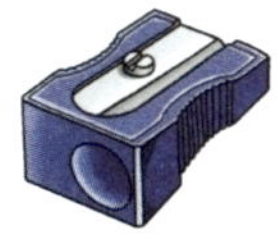

das Spiel	die Spi•nne	die Spü•le	der Spi•tzer
spü•len	spi•tzen	spie•len	spi•nnen

Lies. Schreibe.

Abc…

Li•na spielt mit dem Ball.

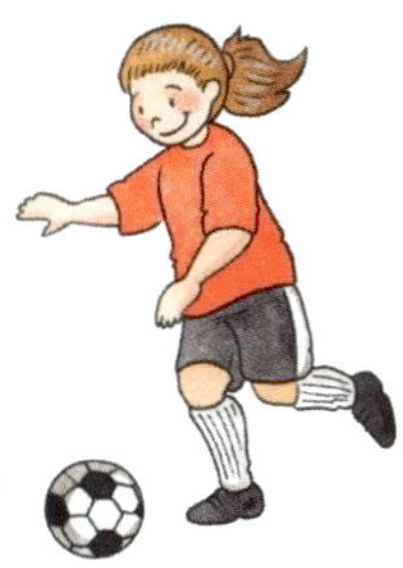

Die Spi•nne spinnt ihr Netz.

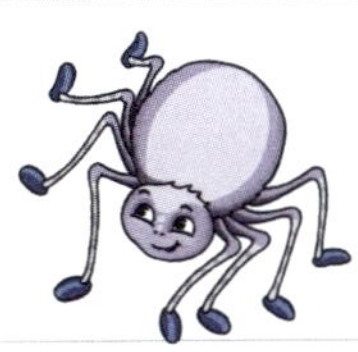

Yy

Male an. Lies. Verbinde.

Y wie … y wie i Y wie …

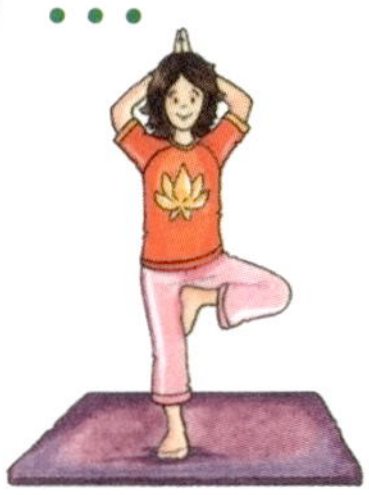

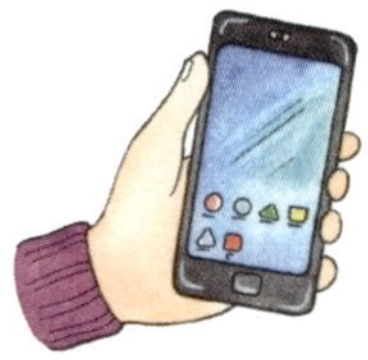

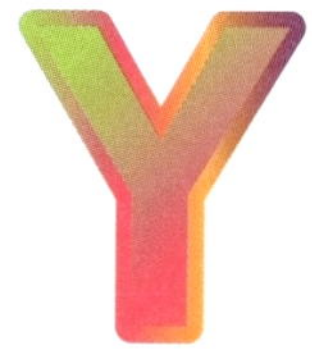

das Po•ny	das Ba•by	das Yp•si•lon	das Han•dy	das Yo•ga

Abc …

Lies. Schreibe.

Die Ma•ma trägt das Ba•by.

Ne•le spielt auf dem Han•dy.

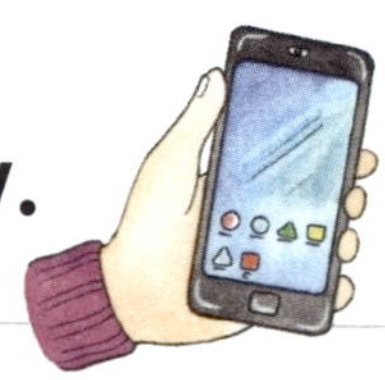

Cc

Male an. Lies. Verbinde.

C wie ...   C wie ...

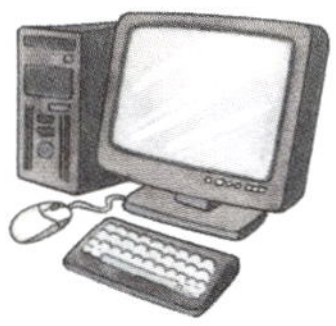
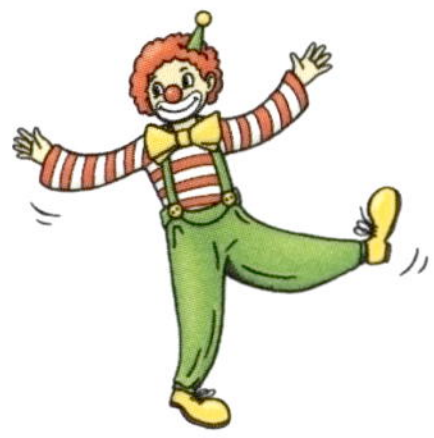
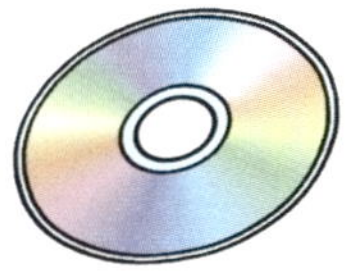
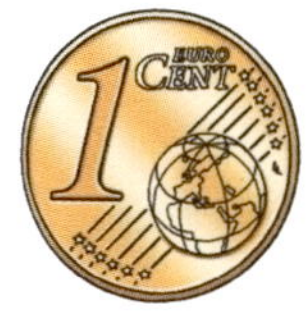

der Com•pu•ter	das Ca•fé	der Clown	die CD	der Cent

Lies. Schreibe.

Abc ...

Em•re braucht 50 Cent.

Ben rech•net am Com•pu•ter.

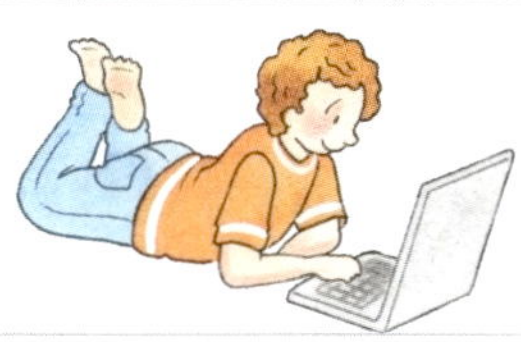

Xx

Male an. ▸ Lies. ▸ Verbinde.

Was ist gleich?

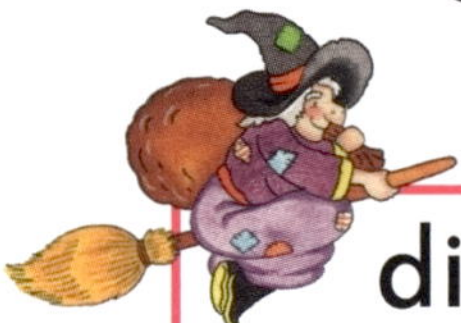 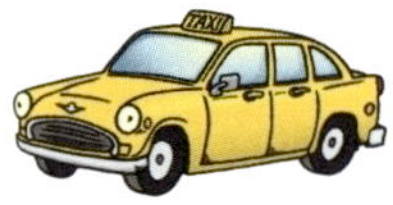 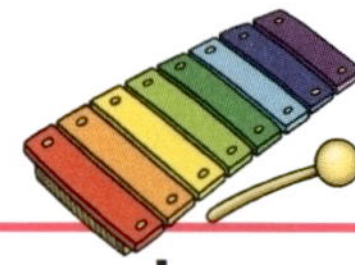 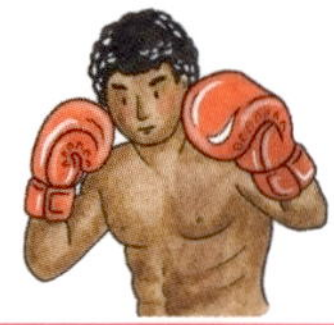

die He·xe	das Ta·xi	das Xy·lo·fon	der Bo·xer

das Ta·xi	die He·xe	das Xy·lo·fon	der Bo·xer	die Ni·xe

Abc ... Lies. ▸ Schreibe.

A·lex malt eine He·xe. 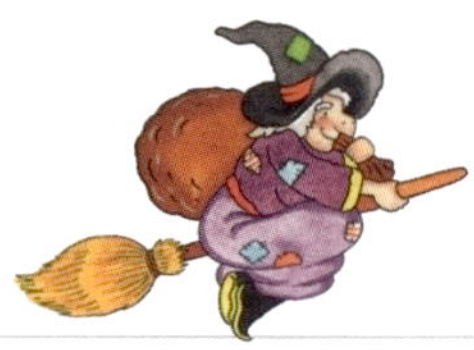

Ma·xi malt ein Ta·xi. 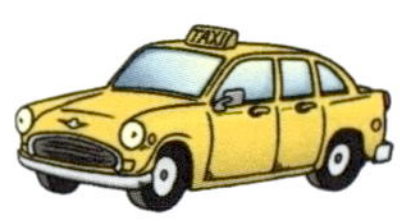

Male an. ▸ Lies. ▸ Verbinde.

Was ist gleich?

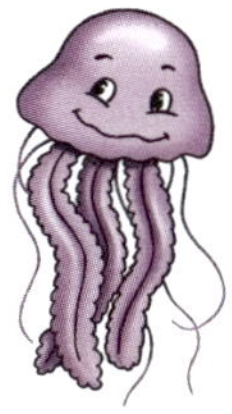

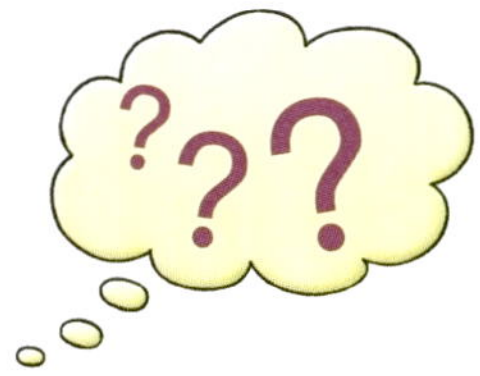

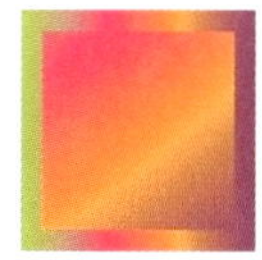

der Quark	die Qua•lle	das Quiz	das Qua•drat

die Qua•lle	das Quiz	der Quark	das Qua•drat	der Quatsch

Lies. ▸ Schreibe.

Abc ...

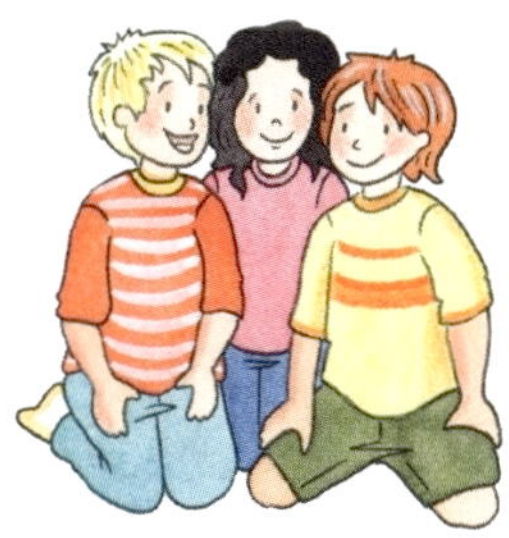

Die Freun•de qua•tschen.

Sie ma•chen Quatsch.

ß

Male an. Lies. Verbinde.

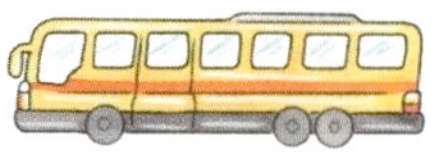 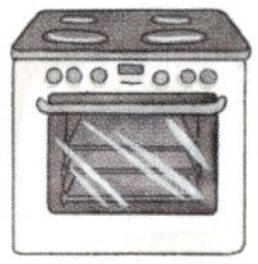 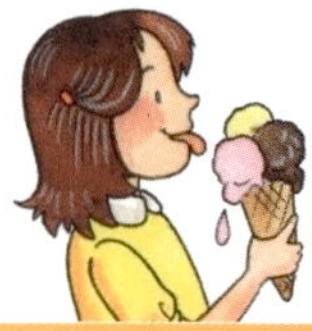 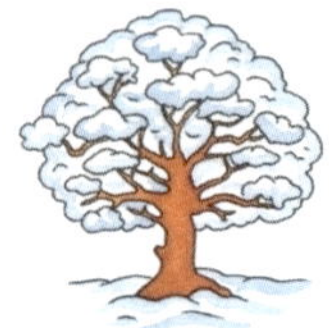

Der Bus ist groß.	Der O•fen ist heiß.	Das Eis ist süß.	Der Schnee ist weiß.

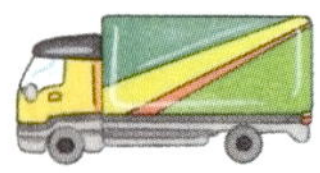

 Die Li•mo ist süß.

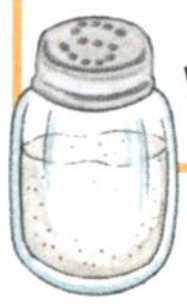 Das Salz ist weiß.

Der Las•ter ist groß.

Das Feu•er ist heiß.

Abc …

Lies. Schreibe.

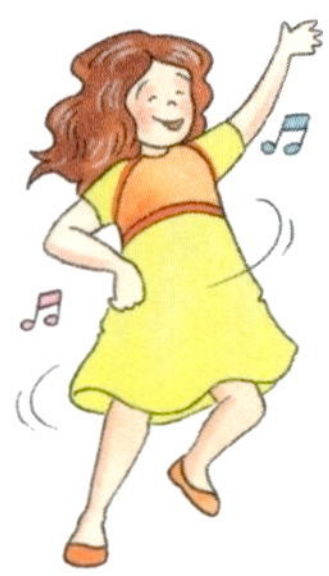

Tan•zen macht Spaß.

Schwi•mmen macht gro•ßen Spaß. 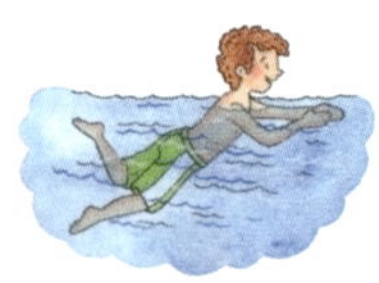

Würfle und rechne zusammen.

Lies und schreibe. die Palme

06 Aa die A•na•nas	07 Bb der Bus	08 Cc der Com•pu•ter	09 Dd der Di•no	10 Ee die En•te
11 Ff das Fahr•rad	12 Gg die Ga•bel	13 Hh die Hand	14 Ii die In•li•ner	15 Jj das Jo•jo
16 Kk die Kuh	17 Ll der Lo•lli	18 Mm die Ma•ma	19 Nn die Na•se	20 Oo das Ohr
21 Pp die Pal•me	22 Qq die Qua•lle	23 Rr die Ro•se	24 Ss die So•nne	25 Tt das Tor
26 Uu die Uhr	27 Vv der Vo•gel	28 Ww die Wol•ke	29 Xx das Xy•lo•fon	30 Yy das Yo•ga
31 Zz das Zelt	32 Ää die Ä•pfel	33 Öö das Öl	34 Üü der Über•gang	35 Sch sch die Sche•re

Abc ...

Lies. ▸ Schreibe.

 A a 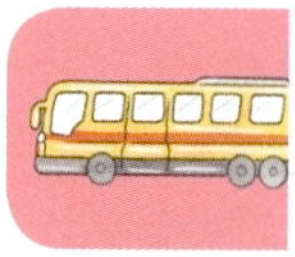 b 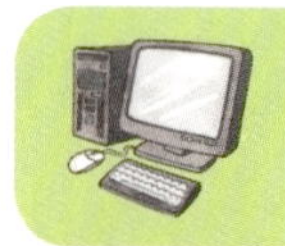 C

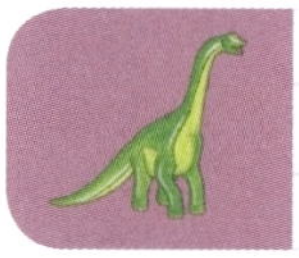 d 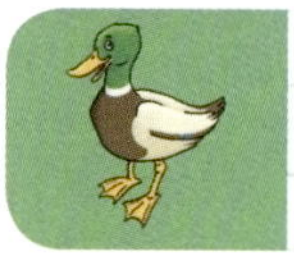 E 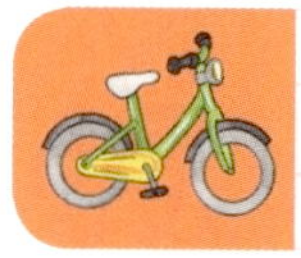 f

 g 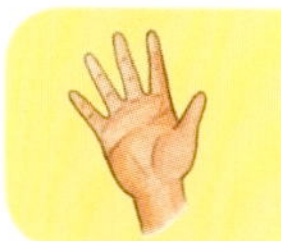 H 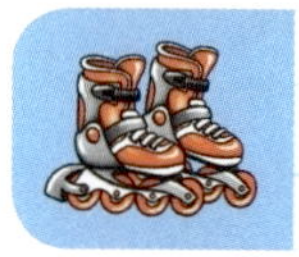 I

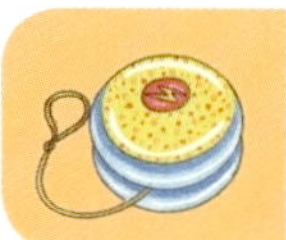 J 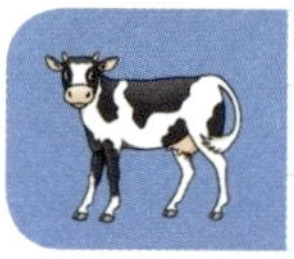 K 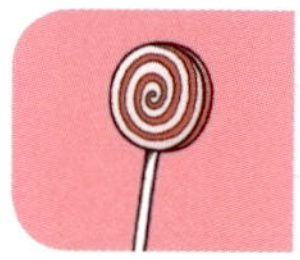 l

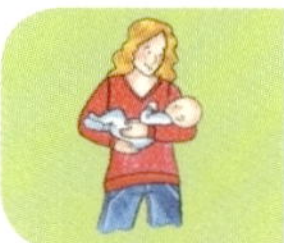 m 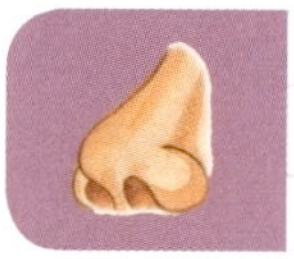 n 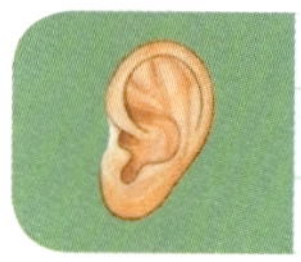 O

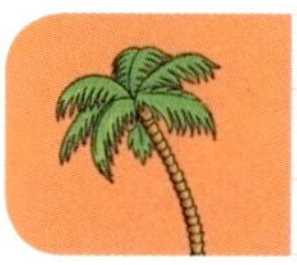 P 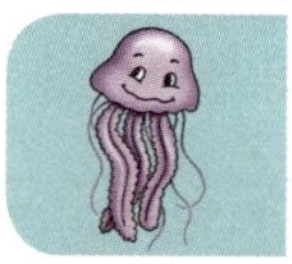 q 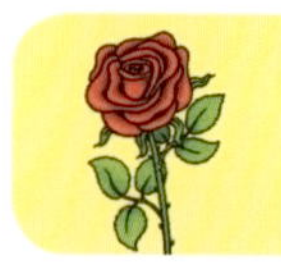 R

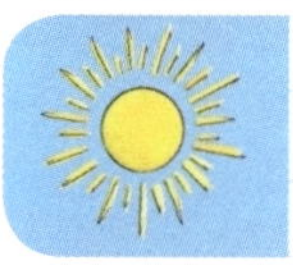 S 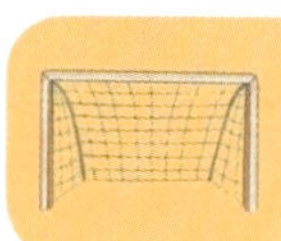 T 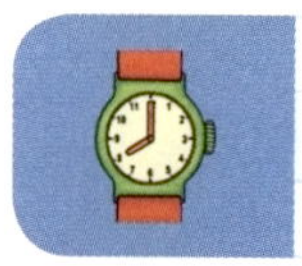 U

 v  w 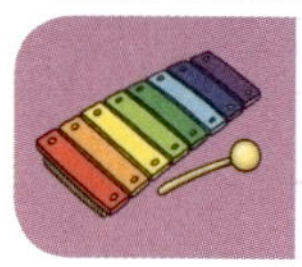 X

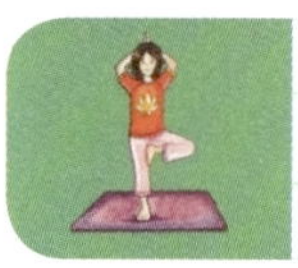 y  z

 ä 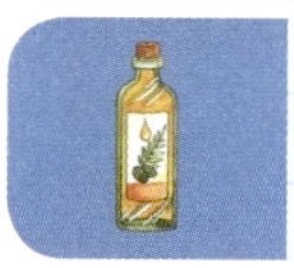 ö  ü

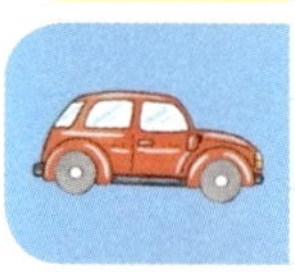 Au  Ei 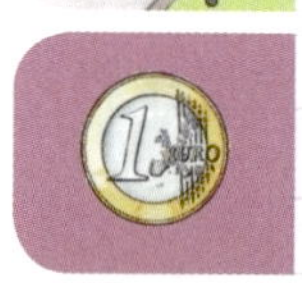 Eu

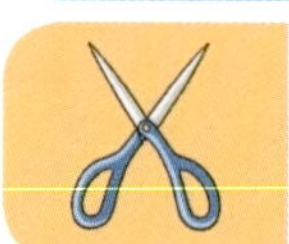 Sch 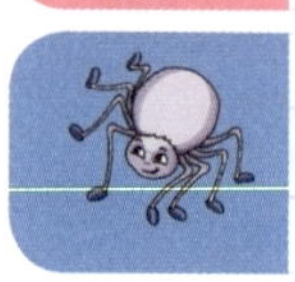 sp 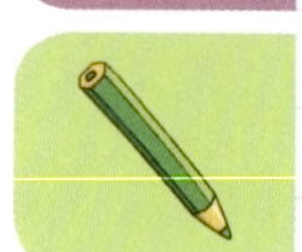 St

Lies. ▸ Schreibe.

Abc …

Was ist nicht gleich? Streiche durch.

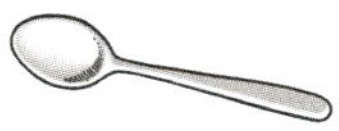 der Lö·ffel

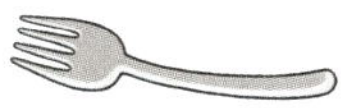 die Ga·bel

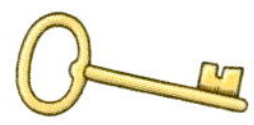 die Schlü·ssel

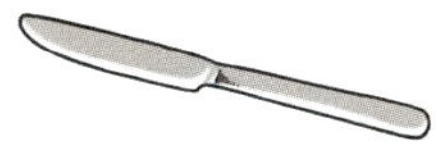 das ~~Me·sser~~

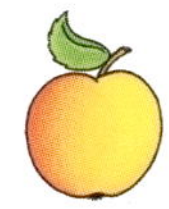 der A·pfel

L G S M A

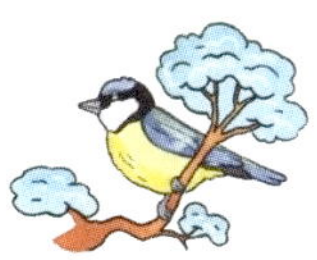 der Vo·gel

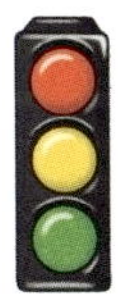 die Am·pel

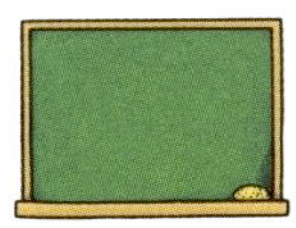 die Ta·fel

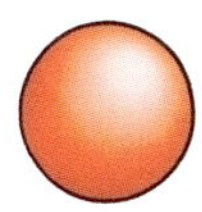 die Ku·gel

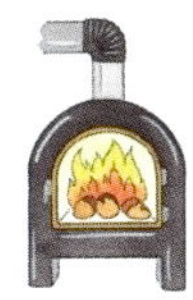 der O·fen

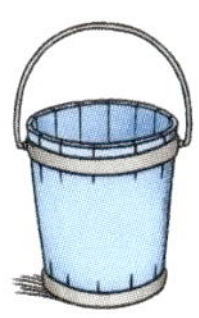 der Ei·mer

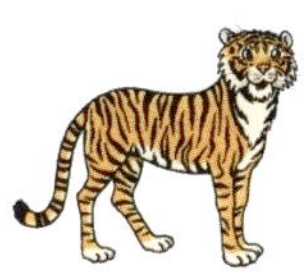 der Ti·ger

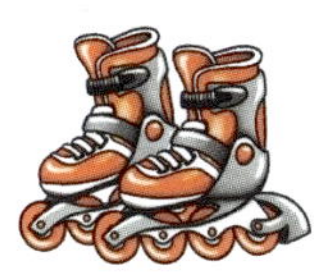 die In·li·ner

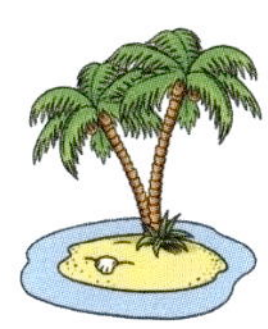 die In·sel

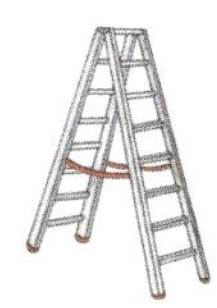 die Lei·ter

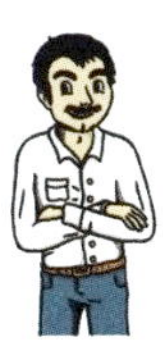 der Va·ter

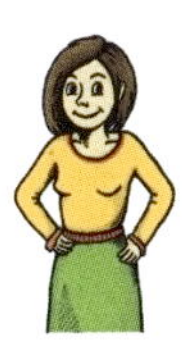 die Mu·tter

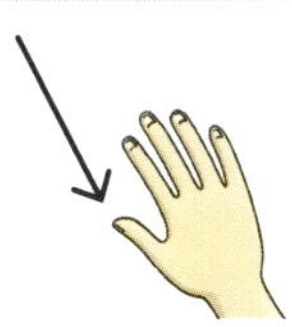 der Dau·men

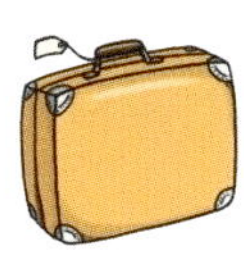 der Ko·ffer

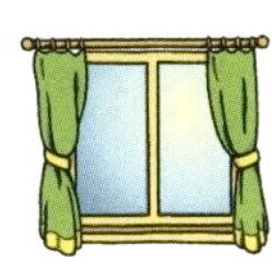 das Fen·ster

Abc … Lies. Verbinde. Schreibe.

Was reimt sich?

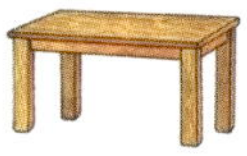
der Tisch

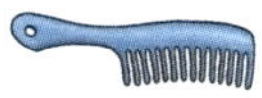
der Kamm

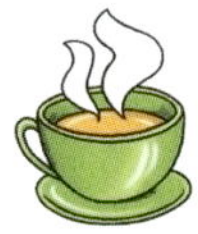
der Tee

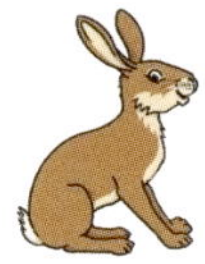
der Ha•se

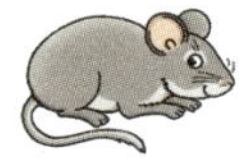
die Maus

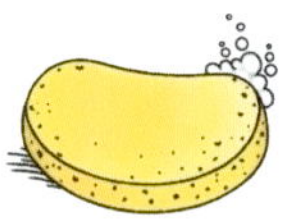
der Schwamm

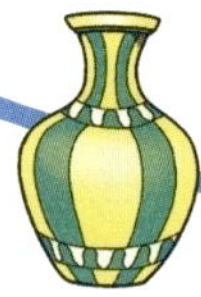
die Va•se

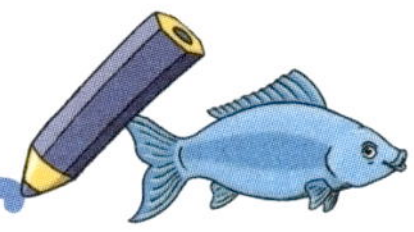
der Fisch

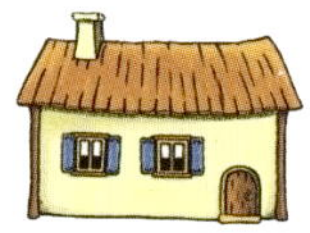
das Haus

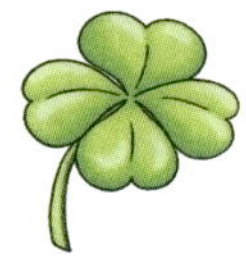
der Klee

Tisch
Fisch

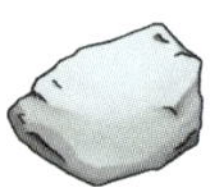
der Stein

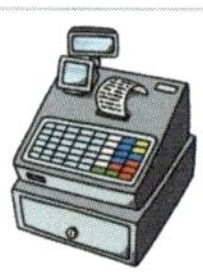
die Ka•sse

der Knopf

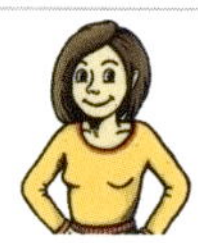
die Frau

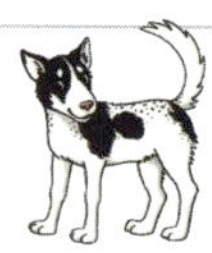
der Hund

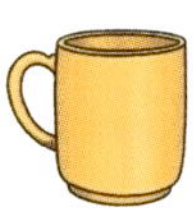
die Ta•sse

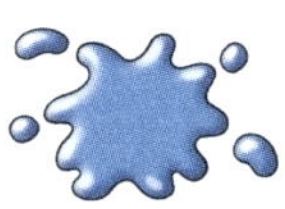
blau

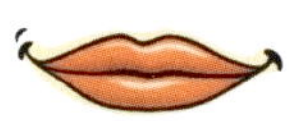
der Mund

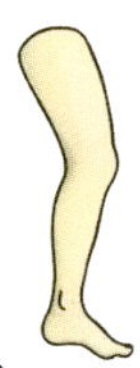
das Bein

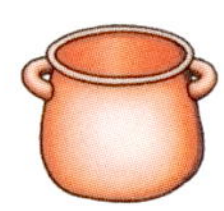
der Topf